W0063695

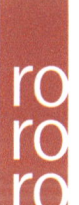

STEFAN REHBERGER
BALZ WYDLER

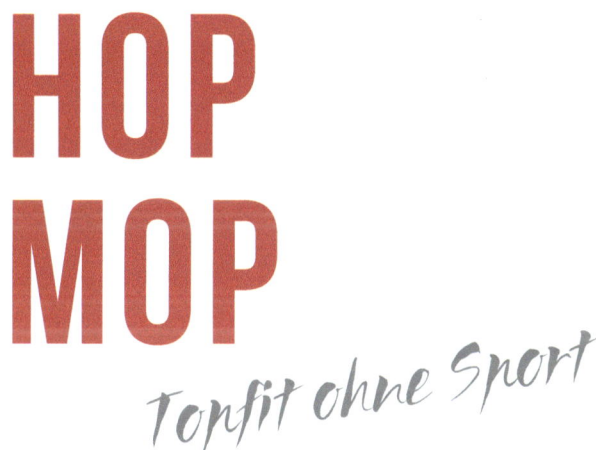

HOP
MOP
Topfit ohne Sport

MIT ILLUSTRATIONEN
VON PETER BLODAU

ROWOHLT
TASCHENBUCH VERLAG

2. Auflage Januar 2019

Originalausgabe
Veröffentlicht im Rowohlt Taschenbuch Verlag,
Reinbek bei Hamburg, Januar 2017
Copyright © 2017 by Rowohlt Verlag GmbH,
Reinbek bei Hamburg
Konzeption und Artdirektion: Caroline Labusch
Supervising Artist: Franz Metz
Umschlaggestaltung ZERO Werbeagentur, München
Umschlagabbildung Peter Blodau
Satz aus der Thesis Antiqua PostScript, InDesign,
bei Dörlemann Satz, Lemförde
Druck und Bindung CPI books GmbH, Leck, Germany
ISBN 978 3 499 63244 0

INHALT

Von Stefan

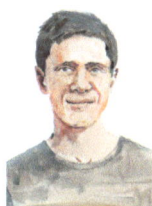

Anke und ich, wir lagen im Bett. Keiner war krank, die Stimmung gut, die Kinder – null und zwei – schliefen, es war noch vor elf, wir kuschelten und knutschten, Tendenz Sex. Wer kleine Kinder hat, weiß: Kreuz im Kalender nicht unangebracht. Als Anke mit der Hand unter mein T-Shirt fuhr, streckte ich mich in freudiger Vorwegnahme der Route. Doch etwas schien sich der reiselustigen Hand in den Weg zu stellen.

«Stefan, was ist das?», fragte sie überrascht.

«So schlimm?» Ich streifte eilig das Shirt runter.

«Quatsch, voll süß!» Doch ich wusste es ja schon länger, hatte es nur verdrängt. Und dass Anke versuchte, ihre Hand zärtlich um meinen Bauch zu schließen, machte alles noch schlimmer: Ich hatte eine Plauze. Bald war ich mein Vater. Es war aus.

Vor kurzem noch, in einem anderen Leben, war ich Single mit viel Zeit. Zweimal die Woche Yoga, Joggen, Samstag und Sonntag Radtouren. Ich war fit. Ich ging trotz Arbeit abends aus und fühlte mich stark. Dann lernte ich meine Frau kennen, sie wurde schwanger, ich brach mir beim Mountainbiken die Wirbelsäule, bekam im Krankenhaus eine Stahlschiene in den Rücken und wurde wieder entlassen, wir zogen zusammen, kriegten ein Kind und noch eins. Seitdem: Kinder, Kita, Schreiben, Wischen, Waschen, Staub, Müll, Kochen, Kinder, Wischen, Müll.

«Papa – dein Bauch!», sagt Raphael, der Zweijährige, seit neuestem, bohrt mit seinem kleinen Finger fast ein Loch rein und rennt so schnell weg, dass ich ihn kaum einhole. Was kommt, wenn er bald Verben und Adjektive draufhat?

Ich kenne es auswendig:

«Geh ins Gym, zweimal eine halbe Stunde ist doch drin. Und bei euch ist doch eins gleich um die Ecke!»

«Joggingschuhe an und raus. Am besten gleich morgens nach dem Aufstehen!»

«Zwanzig Minuten Yoga-Podcast. Geht immer irgendwie.»

«Häng dich an die Stange und dann einfach Klimmzüge!»

«Es gibt doch auch so Papasport – nimmst du einfach die Kinder als Hantel!»

Hab ich alles gemacht. Drei Wochen lang.

Mein Schweinehund ist von Franz Marc und hängt in unserem Schlafzimmer:

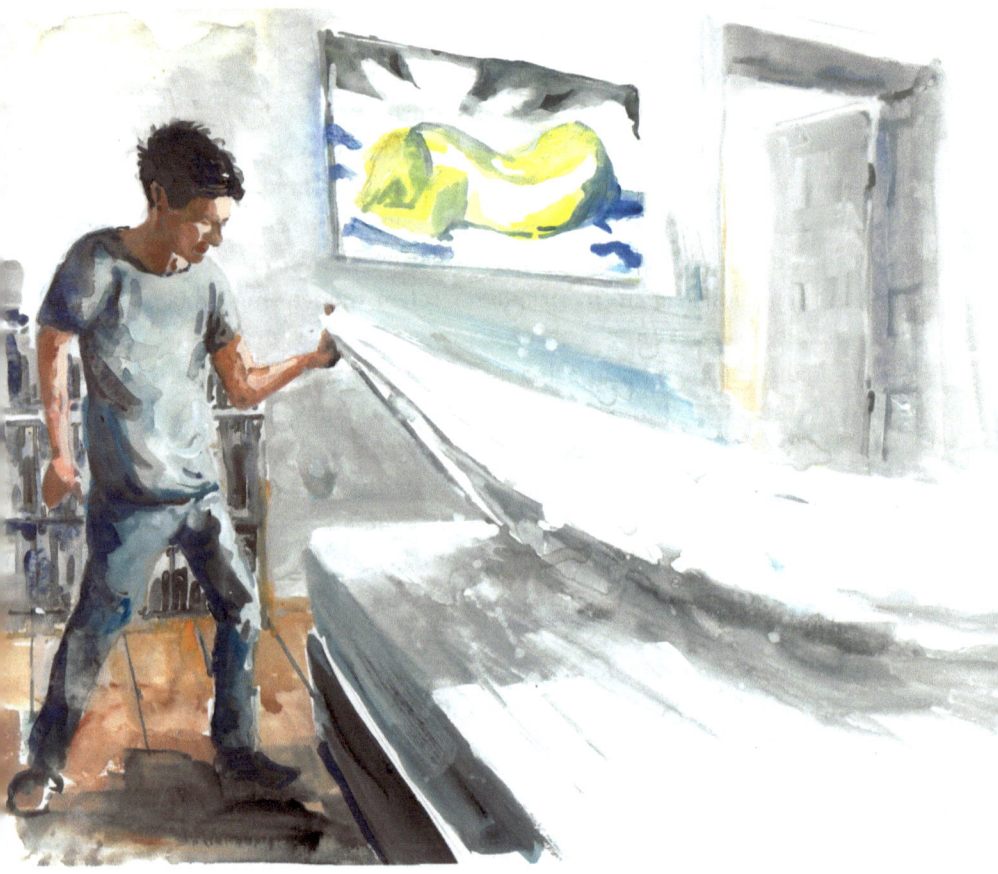

Ein paar Wochen später sitzt Balz bei mir in der Küche, gut gelaunt und schlank. Ich koche Kaffee, er schneidet Kuchen auf. Er ist mit einer alten Freundin von Anke verheiratet und hat in einem früheren Leben als Schauspieler auch mal in Berlin gewohnt. Jetzt haben sich die beiden für eine Woche bei uns eingenistet, um die alte Heimat zu besuchen und sich über den Wechselkurs zu freuen.

Wie es so läuft, fragt er.

Ich betrachte die Staubmäuse in den Ecken. Ich müsste dringend saugen. Die Spülmaschine muss auch ausgeräumt werden – und dann wieder ein. Eigentlich habe ich gar keine Zeit, und Kuchen essen ist sowieso nicht drin.

Seine Frage scheint nicht rhetorisch. Meine Antwort soll trocken klingen, gerät aber larmoyant. Ich mag mich selbst nicht hören. Auch Balz hat keine Lust auf mein Gejammer und lässt mich in seinem knötterigen Schwyzerdütsch abtropfen. Er hat sogar drei Kinder. Und drei Fitnessstudios in Winterthur. Er ist Schweizer, Nichtraucher qua Geburt, hart wie ein Franken. Im Sommer schwimmt er mit knapp zehntausend anderen Schweizern quer über den Zürichsee. Klar. Wäre ich nicht Autor und Geschirrspülmaschinenausräumer, sondern wie Balz Fitnesstrainer von Beruf, wäre ich auch so fit – und glücklich. Aber das lässt er nicht gelten.

«Du bist ein Mann. Und ein Mann muss tun, was ein Mann tun muss. Das heißt aber nicht, dass er dabei nicht auch noch was anderes tun kann.»

Das klingt nach einer Mischung aus John Wayne und Multitasking, und genau das ist es.

«Schmeiß den Staubsauger an, ich sag dir, was du machst», meint Balz.

Das erste Workout – *Fußboden saugen* – entwickeln wir sofort: Böden, Flächen, Spinnen. Drei Übungen verteilt über 90 Quadratmeter und dreißig Minuten – ich bin nassgeschwitzt und spüre meine Arme kaum noch. Aus meiner Ablehnung gegen Balz droht Hass zu werden! Aber er ist ein Genie. In den nächsten Tagen und Wochen kommen *Küchenflächen wischen, Wäsche aufhängen, Aufräumen* und *Einkaufen* dazu, insgesamt sind wir schnell bei über 50 Einzelübungen für so gut wie alle Tätigkeiten, die im Haushalt anfallen. Cardio-Training ist genauso dabei wie schweißtreibendes Workout zum Muskelaufbau, Rückenprävention geht beim Staubwischen, und um die tiefer liegende Skelettmuskulatur kümmern wir uns beim Zähneputzen. Alles inklusive. Und dabei trainiere ich mehr, als wenn ich dreimal die Woche ins Fitnessstudio gehen würde: Laut einer OECD-Studie verbringen Frauen 164 Minuten pro Tag mit Hausarbeit, Männer 90. Selbst wenn man nur einen Bruchteil davon à la Balz macht, ist man ziemlich gut dabei.

Balz treibt mich nach wie vor in den Wahnsinn. Weil er immer recht hat. Aber inzwischen gebe ich es zu: Unser Haushaltstraining, das bald *Hopmop* heißt, macht mich glücklich, und ich lege es allen ans Herz, die wie ich keine Zeit für Sport haben oder keine Lust, sich frühmorgens oder spätabends noch zu quälen. Die Bewegungen sind einfach, wenn man sie einmal verstanden hat. Es dauert nicht lange, und man hat sich angewöhnt, zum Beispiel beim Staubsaugen im Ausfallschritt eine Kniebeuge zu machen. Sieht das albern aus? Unbedingt! Aber immerhin schaut niemand zu. Anders als im Fitnessstudio, wo überall Spiegel hängen und schlechte Musik läuft.

Außerdem:
– Du machst etwas Sinnvolles!
– Die Arbeiten dauern nur unwesentlich länger als ohne Trai-
  ning.
– Du kannst sicher sein, dass du dich gesund und ergonomisch
  bewegst.
– Die Wohnung ist nachher sauber und du nassgeschwitzt. Im
  Unterschied zu: Du hetzt nach der Arbeit noch schnell ins
  Fitti und dein Partner muss saugen. Oder du zahlst eine Putz-
  kraft.

Und schließlich: Alles ist Lebenszeit! Ich ärgere mich nicht, dass
ich schon wieder eine halbe Stunde staubsaugen muss und deshalb nicht zum Sport komme. Ich freue mich auf ein forderndes
Training für Bauch-Beine-Po, Cardio und Schultern und kann
mir sicher sein, am nächsten Tag Muskelkater zu haben!
  Aber wie und warum Hopmop fitnesstheoretisch funktioniert, erklärt jetzt der Balz selbst.

HOPMOP – DARUM FUNKTIONIERT'S

Von Balz

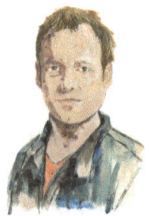 Solche Leute wie Stefan habe ich oft bei mir im Studio. Sie kommen für zwei Wochen, strengen sich an, finden das eigentlich gut, dann sieht man sie nie wieder. Trifft man sie später einmal zufällig auf der Straße, drucksen sie etwas herum, haben ein schlechtes Gewissen, und schließlich sagen sie, dass sie es einfach nicht schaffen. Der Alltag und überhaupt.

Genau das also, was Stefan bei unserem ersten Treffen beklagt hatte, während unsere Kinder immer wieder in die Küche gelaufen kamen und uns mit ihren Extrawünschen in den Ohren lagen. Klar, nach einem langen Arbeitstag sind da immer noch die Kinder, der Partner, der Haushalt, die Freunde, die Eltern und das eigene Wohlbefinden, die alle irgendwie unter einen Hut gebracht werden wollen. Und dann gibt es noch den inneren Schweinehund, der es sich auch verdient hat, nach einem anstrengenden Tag einfach nur auf der Couch zu lümmeln. Jetzt noch Gewichte stemmen?

Kenne ich alles. Kenne ich auch von mir. Denn in meinem früheren Leben als Theaterschauspieler war ich auch mal so ein Künstler wie der Stefan, hatte immer zu wenig Geld, immer etwas zu wenig Zeit, war immer ein bisschen am Nölen. Irgendwann wurde ich Fitnesstrainer, und Sport wurde mir zur Leidenschaft. Nach und nach kam ich zu der Überzeugung, dass jeder Sport in seinen Alltag integrieren kann und auch sollte. Und umgekehrt: dass man den Alltag in den Sport einbauen kann. Dass man also normale Alltagsbewegungen zum Training macht: Treppe statt Aufzug, Fahrrad statt Auto, damit fängt es an. Schluss mit der Bequemlichkeit, weg mit den praktischen Hilfsmitteln des Alltags! Wir sind lebendig, wir haben Kraft, und wir sind nicht aus Zucker!

Als Stefan bei unserem ersten Besuch am Kühlschrank stand und die Unmengen von Staub in seiner Wohnung beklagte, kam mir die Idee: Warum nicht einfach die Hausarbeit beim Sport erledigen? Die Unordnung in Schach zu halten, erfordert Bewegungen, die man gut und gern auch anstrengend gestalten kann. Andere Tätigkeiten wiederum wie das Zähneputzen kann man durch schweißtreibende Übungen ergänzen. Hopmop war geboren!

Und Hopmop funktioniert. Es basiert auf Erkenntnissen aus den Sportwissenschaften, denn die bieten weitaus mehr als raffinierte Rezepte für Doping, Anabolika und Eiweißshakes. Letztlich ist es beim Sport wie mit einem Computer – wer weiß, wie es geht, holt mehr raus und spart eine Menge Zeit.

Zum Beispiel: Ein kurzes, aber intensives Krafttraining ist den Ausdauersportarten wie Joggen weit überlegen. Wenn wir also die zehn Minuten, die wir für das Kartoffelschälen benötigen, parallel für anstrengende Muskelarbeit nutzen, haben wir schon einiges erreicht. Aktuelle Trends wie CrossFit® nutzen dieses Wissen. So erreicht man mit wöchentlich zwei CrossFit®-Trainingseinheiten von jeweils einer halben Stunde mehr, als wenn man jeden Tag eine halbe Stunde joggen geht. Wer nämlich joggt, fordert nur die Beinmuskeln, und das meist über Gebühr. Wer aber rundum Muskelmasse aufbaut und diese pflegt, startet den besten Angriff auf die Wohlstands- und Bürojobplauze. Muskelmasse verbraucht mehr Energie als andere Körpergewebe, und das sogar beim Schlafen. Das gilt vor allem dann, wenn man beim Training bis an seine Grenzen geht. Es muss brennen in den Muskeln, denn damit werden sie wirklich gefordert und zum Aufbau gezwungen.

Natürlich braucht es Zeit, Muskeln aufzubauen. Jeden Tag Liegestütze verfehlen den Zweck, denn die Muskeln müssen sich nach der Anstrengung erholen. Erst dann beginnt die Aufbauphase. Eine Faustregel lautet, nach dem Training zunächst muskelkaterfrei zu werden, was normalerweise ein, zwei Tage dauert, und erst am Tag darauf wieder zu trainieren. Und dann wieder bis zum Anschlag, also bis zum Muskelversagen.

Außerdem hat sich die Erkenntnis durchgesetzt, dass funktionelle, an den Alltag angelehnte Bewegungen mehr bringen als das Training an Geräten. Geräte sprechen oft nur isolierte Muskeln an. Für solche einseitigen Bewegungen ist unser Körper aber gar nicht ausgelegt. Egal, ob wir mit einem Speer einen Löwen erlegen, ein Kind oder einen Kasten Bier hochheben oder ob wir einen Pizzateig kneten – immer brauchen wir viele Muskeln auf einmal. Indem wir regelmäßig komplexe, anstrengende Bewegungsmuster ausführen und diese immer wieder variieren, fördern wir das Zusammenspiel unserer Muskeln. Das wirkt sich am Ende auch positiv auf unseren Haltungsapparat aus. Damit können wir Probleme wie Rückenleiden, Bandscheibenvorfälle und Gelenkschmerzen vermeiden, Zivilisationskrankheiten also, die gemeinhin mit dem Alter in Zusammenhang gebracht werden, meist aber schlicht darauf zurückzuführen sind, dass wir über die Jahre unseren Körper vernachlässigt haben.

Die Gültigkeit dieser wissenschaftlich erwiesenen Erkenntnisse erlebe ich immer wieder an meinen eigenen Kunden, egal wie alt, ob Mann oder Frau, sportlich erfahren oder eben nicht: Durch kurze, knackige Trainingseinheiten mit vorwiegend alltagsnahen Übungen haben meine Kunden bereits nach wenigen Wochen an Muskelmasse dazugewonnen und ihre Beschwerden, allen voran ihre Rückenschmerzen, verringert. Mein ältester Personaltraining-Kunde war 74. Bei ihm habe ich dieselben Übungen mit denselben Methoden angewendet wie bei einem 25-Jährigen. Mit Erfolg!

Auf all diesen Erkenntnissen und Erfahrungen fußt unser Programm. Die ersten Übungen habe ich mir zusammen mit Stefan schon an jenem ersten Abend ausgedacht. Stefan war sofort ein begeisterter Lehrling für Hopmop. Und ich ließ ihn gern schwitzen und keuchen. Auch wenn die Wohnung noch nicht gerade blitzte vor Sauberkeit, der Grundstein für unsere neue Trainingsmethode war gelegt: Wir absolvieren unser Workout während all dieser Zeit fressenden Alltagstätigkeiten, nicht davor und nicht danach. Wir suchen uns Widerstände, an denen wir unsere Muskeln und unsere Persönlichkeit wachsen lassen. Und wenn wir unser Feierabendbier aus dem Kühlschrank holen, machen wir das im Ausfallschritt.

Um dauerhaft Muskelmasse aufbauen und erhalten zu können, bedarf es auch einer entsprechenden Ernährung. Die Stoffwechselprozesse im Muskelgewebe verlangen nach Proteinen, die wir über die Nahrung aufnehmen müssen. Besonders im Anschluss an eine harte Trainingseinheit kann der Körper das Eiweiß gut in den Muskeln einlagern. Am besten fährt man, wenn man die schnell verbrennenden, weil kurzkettigen Kohlenhydrate reduziert und stattdessen mehr Ballaststoffe und Proteine zu sich nimmt. Also weniger Nudeln, weißen Reis, Weißbrot und natürlich Zucker und dafür mehr Gemüse, Obst, Hülsenfrüchte und Vollkornprodukte.

Eine Rückkehr zum Wesentlichen kann viel bewirken. Wir machen unser Essen selbst, und zwar frisch. Damit können wir uns auch gleich alle Nahrungsergänzungsmittel und Vitamin-Sprudeltabletten sparen. Mit der hochwertigen Nahrung nehmen wir sämtliche Mikronährstoffe wie Mineralien, Vitamine und andere Spurenelemente in ausreichendem Maß zu uns. Dies gilt übrigens auch für die tierischen Fette. Ein Schwein, das mit frischer Nahrung gefüttert wurde, lagert in seinen Fettpolstern einiges an Omega-3-Fettsäuren ein, die für uns gesund sind. Alles in allem gilt: lieber frische und selbst zubereitete Nahrung auf den Teller packen und dazu noch etwas weniger als gewohnt. Dann ist es leicht, einen sportlichen Körper zu bekommen und auch zu behalten – umso mehr, wenn wir das Zubereiten der Speisen für ein kleines Hopmop-Workout nutzen.

Wer zusätzlich noch eine Diät einlegt, um schneller das Gewicht zu reduzieren, sollte auf viel Bewegung und Anstrengung für die Muskeln achten. Das hat einen guten Grund: Unser Organismus ist von Natur aus effizient. Wenn weniger Verwertbares reinkommt, geht er erst einmal an die Energiefresser ran, die im Augenblick nicht benötigt werden – und das sind die Muskeln. Das Ganze endet dann mit dem Jo-Jo-Effekt, weil auf einmal die Muskeln als Großverbraucher der Kalorien fehlen.

So viel zur Theorie. Was aber darf man von Hopmop erwarten? Denn das sollte von vornherein klar sein: Hopmop ist kein neuer Sporttrend. Aber Hopmop bringt Bewegung in den Alltag und fordert bei Menschen, die keine Zeit für Sport haben, all die Muskeln heraus, die sich sonst geradezu langweilen und allmählich verkümmern.

Im hinteren Teil des Buches finden sich Übungsprogramme, wie man seine Woche mit Hopmop organisieren kann. Die wichtigen Erholungsphasen für die einzelnen Muskelgruppen sind dabei schon berücksichtigt. Wer sich für die Variante für Faule entscheidet, hat damit einen Trainingsplan, der die Eiweißsynthese in allen Muskeln anschubst und sie vor dem Abbau bewahrt. Dünner wird man davon nicht, aber man hat ein Mindestmaß an Bewegung, das man ohnehin nicht unterschreiten sollte. Man bleibt fit, und das Herz-Kreislauf-System und der Stoffwechsel werden angeregt.

Die Varianten für Semifaule sind schon etwas anspruchsvoller. Damit lässt sich die Muskelmasse steigern und das Fettgewebe reduzieren. Um schnell abzunehmen, empfiehlt sich zu Beginn des Programms eine Diät und anschließend eine dauerhafte Umstellung der Ernährung. Wer das Programm für Fleißige anwendet, hat ein ordentliches Krafttraining und kann schnell mit sichtlich mehr Muskeln rechnen. Auch hier gilt: Eine Diät erleichtert das Abnehmen.

Stefan hat nach mehreren Wochen, die zwischen der semifaulen und der fleißigen Variante hin und her pendelten, einen ordentlichen Muskelzuwachs erlebt. Seine Oberarme sehen großartig aus, hat Anke zumindest letztens meiner Frau erzählt. Nur die kleine Plauze, die will offenbar nicht weichen. Ob da mal nicht die spätabendlichen Schlemmerhäppchen aus Übung 8 schuld sind ...

1_
AUFRÄUMEN
Warm-up und Stretching vor dem Training

Wie vielleicht aus dem Klappentext bekannt, verdiene ich seit vielen Jahren mein Geld mit Drehbüchern, hauptsächlich für tägliche Serien, gemeinhin auch Soaps oder Seifenopern genannt. Oft kommt es da vor, dass sich ein Stammcast von Frust, Liebeskummer oder Misserfolgen ablenkt, indem er eine Statistin verführt. Das klappt meist innerhalb einer Szene, schon weil die entsprechenden Darstellerinnen aus Kostengründen maximal drei Sätze sprechen dürfen. In der nächsten Szene fliegt dann bereits die Wohnungstür auf und man kommt im heißen Clinch hineingestolpert und reißt sich die Kleider vom Leib. Vor lauter Leidenschaft und weil es im Studio kein Schlafzimmerset gibt, taumelt man aufs Sofa – und Schnitt! Es folgt eine Aufwachszene, gern eingeleitet durch eine Kamerafahrt entlang der verstreuten Klamotten zum Sofa, auf dem die beiden zufrieden unter eine Decke gekuschelt sind – Jugendschutz! Am Szenenende guckt der Stammcast allerdings zerknirscht zur Seite – auch der Sex konnte sein Problem nicht lösen, beziehungsweise post coitum kehrt der alte Kummer rasch zurück. Oder man spart sich den Afterglow, und die Statistin steht in der nächsten Szene schon angezogen in der Tür, wo sie sich glücklich verabschiedet. Falls ihre drei Sätze schon aufgebraucht sind: durch Winken oder gestisches Andeuten eines Telefonhörers. Anrufen wird der Stammcast sie freilich nie, sonst hätte man gleich eine richtige Schauspielerin für die Rolle gecastet. Ebenso wenig wie er seine verstreuten Klamotten selbst aufheben wird. Das erledigt zwischen den Takes die Set-Praktikantin, wobei ihr der Stammcast womöglich noch auf den Hintern schaut. Ein großer Fehler. Schließlich bietet sich hier die Gelegenheit zu zwei ebenso einfachen wie effektiven Hopmop-Übungen! Aber anstatt selbst für Ordnung zu sorgen, geht er lieber in ein teures

Fitnessstudio und ärgert sich nachher, wenn ihn keiner um ein Autogramm gebeten hat. Die Praktikantin dagegen wird topfit und bringt es einmal bis zur Produzentin, worauf sie den schnöden Stammcast dann rausschreiben lässt. Alles schon passiert!

Wer sich selten in der eigenen Wohnung die Klamotten vom Leib reißt oder seinen One-Night-Stand am nächsten Morgen nicht mit einem Hopmop-Workout irritieren will, muss dieses Kapitel nicht überblättern. Kleine Kinder beispielsweise sorgen wesentlich zuverlässiger für Chaos als leidenschaftliche Raserei. Wer nicht gar so weit gehen will, kann sich auch einen Hund oder einen unordentlichen Partner zulegen. Außer man ist selbst unordentlich, womit man für Hopmop die besten Voraussetzungen hat.

Und so geht's:

__ Wir stehen schulterbreit vor dem aufzuhebenden Gegenstand.

__ Brust raus, leichtes Hohlkreuz halten, Beine nur ganz leicht gebeugt.

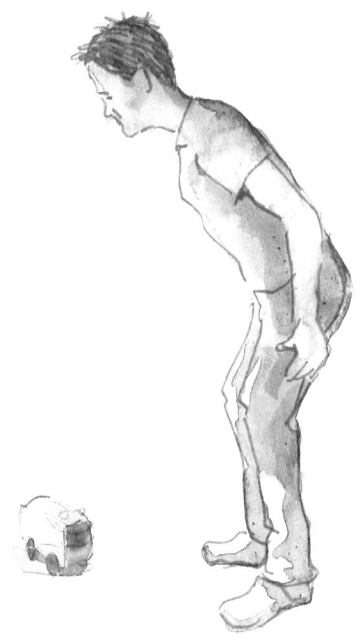

1_A_MIT KREUZHEBE

Stretching der hinteren Oberschenkel und Po-Muskulatur

___ Mit geradem Oberkörper nach unten gehen.

___ Objekt aufheben, weglegen, nächstes!

Im Sport heißt diese Bewegung «Rumänische Kreuzhebe». Damit kommt man sich beim Lego-Zusammensuchen gleich männlicher vor.

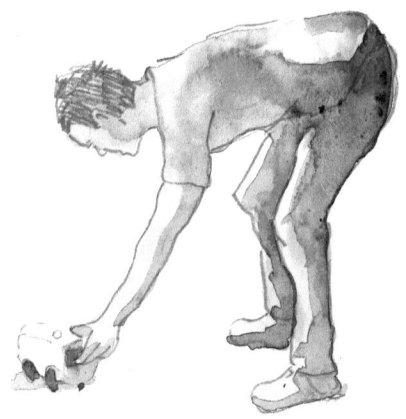

1_B_MIT AUSFALLSCHRITT
Stretching der vorderen Oberschenkel

In einer dynamischen, geradezu tänzerischen Variante federn wir für jedes Objekt in einen langen Ausfallschritt.

__ Objekt anvisieren – Ausfall-schritt – zuschnappen – zurück-federn! – von vorne.

__ Dabei den Rücken gerade lassen und das Bein regelmäßig wechseln.

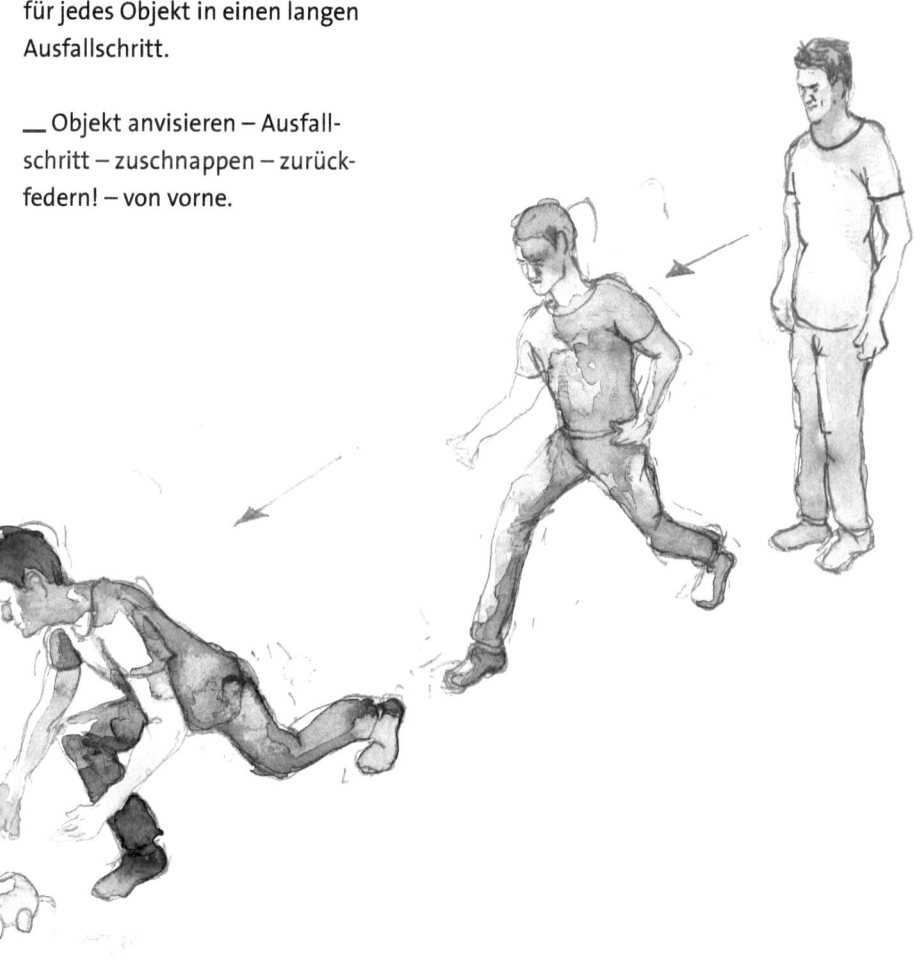

2_
BADEWANNE WISCHEN
Brust- und Trizepsmuskulatur

*M*itte der Achtziger war Levi's 501 *die* Jeans und Model James Mardle, der angezogen in die Badewanne stieg – *shrink to fit* –, der Inbegriff von cool. Seinen wohldefinierten Body verdankte der junge Mann womöglich einer Vorform der folgenden Übung. Denn irgendwer muss die Flusen ja wieder aus der Wanne wischen:

__ Links und rechts auf die Längsseiten der Wanne knien, mit den Händen abstützen.

__ Rücken gerade!

__ Eine Hand wischt. Dabei runterbeugen: Einarmiger Liegestütz!

__ Zur Halbzeit Wischhand wechseln.

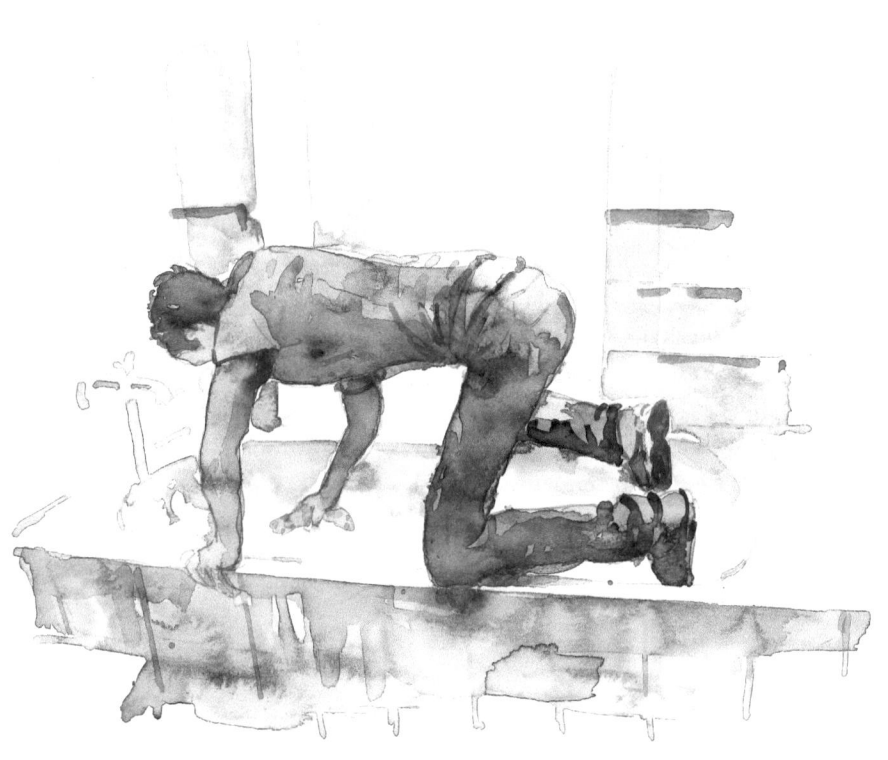

3_
BADEZIMMERWÄNDE PUTZEN

Vordere Oberschenkel, Po, seitliche Bauchmuskeln

Auch der saure Regen gehört ja zusammen mit dem Waldsterben und Karl, dem Käfer, in die Achtziger. Meint man! Tatsächlich ärgert er uns fast jeden Tag: immer, wenn wir nach dem Duschen die Wände abziehen oder den Kalk runterschrubben müssen. Denn: Je saurer der Regen, desto kalkiger das Trinkwasser. Saurer Regen, in dem beispielsweise Schwefeldioxid oder Stickoxide enthalten sind, löst nämlich beim Versickern durch das Erdreich viel mehr Kalk aus dem Boden als sauberer Regen. Aber ein Glück! Wenn sich die Schadstoffe nicht an den Kalk binden – nämlich da, wo der Boden keinen Kalk enthält –, bleiben sie im Wasser und lösen womöglich andere, weitaus weniger erwünschte Stoffe wie Schwermetalle! Zeit also, mal ein ganz herzliches «Danke, lieber Kalk!» zu formulieren. Bevor wir ihm mit der folgenden Übung zu Leibe rücken:

__ Wir stehen auf den Kanten von
Dusch- oder Badewanne.

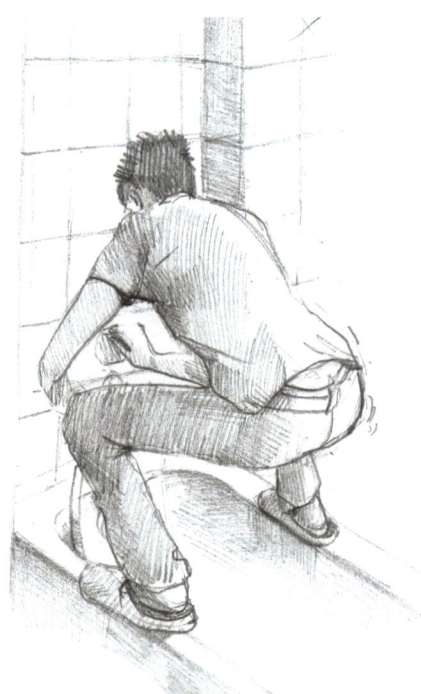

__ Oben mit dem Putzen anfangen. Beim Runtergehen kommen wir mit geradem Rücken in die Hocke, Po nach hinten.

__ Achtung: Knie über den Füßen, Füße mit ganzer Sohle aufgesetzt, Gewicht auf den Fersen!

__ Für die Seitenwände: Oberkörper in der Hocke rotieren.

__ Brustbein raus!

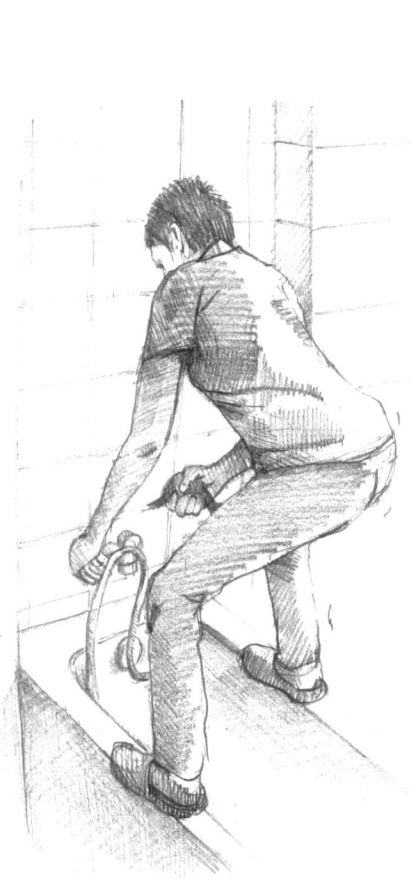

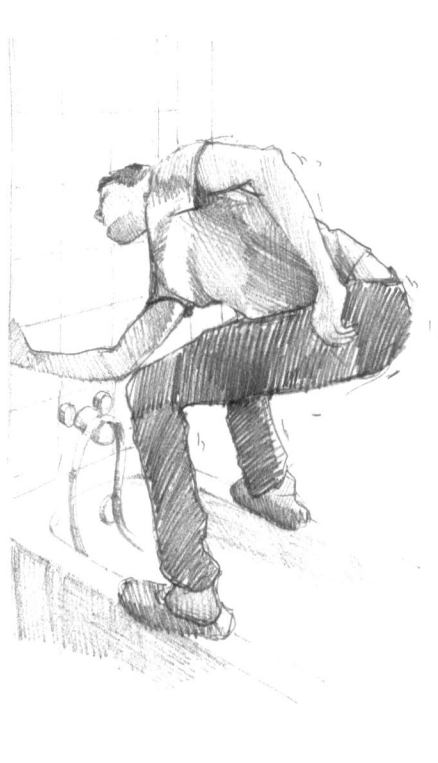

4_
BAHN FAHREN

4_A_IM SITZEN
Bauchmuskeln, Hüftbeuger

Es ist keine originale Beobachtung, aber es ist so: Die allbekannte Entwicklungsreihe vom Affen zum Menschen, bisher eine Geschichte fortschreitender Aufrichtung, die im Homo sapiens eine stolze Senkrechte erreichte, hat mit Verbreitung des Smartphones einen Rückschritt zur Haltung des Neandertalers gemacht. Schon im Gehen starren die meisten geduckt auf ihre Displays. Im Sitzen kommt zu den eingesunkenen Schultern noch der schildkrötenhaft vorgeschobene Kopf. Ein Anblick, der nur Physiotherapeuten freuen kann, wenn ihre Arbeit von den Kassen denn ausreichend honoriert würde.

Für unsere Übung vergessen wir, dass der Sitz eine Lehne hat, und rutschen, falls es der Platz zulässt, mit dem Po bis vor an die Kante. Jetzt aufrichten, als würde man wie eine Marionette an einem Faden, der an unserem Brustbein befestigt ist, nach oben gezogen.

_ Brust raus, aber Kinn rein (Doppelkinn) – sonst denkt noch einer, wir wollen Stress.

_ Füße anheben und Knie nach oben ziehen.

_ Kurz halten, absenken, gleich noch mal. Das Geruckel erschwert das Balancehalten zusätzlich.

Variante: Wir machen aus der Grundposition heraus die Katze-Kuh-Bewegung:

_ Beim Einatmen Brustbein raus und Schultern nach hinten.

_ Beim Ausatmen Bauchnabel zur Wirbelsäule, oberen Rücken rund machen und Schulterblätter weit auseinanderziehen.

4_B_«ÖFFI-SURFEN»
Vordere Oberschenkel, Po und tieferliegende Rumpfmuskulatur

Wer die Berliner Verkehrsbetriebe gewohnt ist und dann mit der S-Bahn von Frankfurt nach Wiesbaden oder vom Münchner Flughafen in die Innenstadt fährt, muss sich vorkommen wie in einem Teilchenbeschleuniger. Die öffentlichen Verkehrsmittel der Hauptstadt sind notorisch ruckelig-zuckelig. Aber, wie meine Oma gesagt hat: Nichts ist so schlecht, dass es nicht auch für irgendwas gut ist! Schafft man es in der U2 von Gleisdreieck bis Alexanderplatz oder mit der M13 von der Pappelallee zur Friedrichstraße ohne Festhalten, kann man sich auch auf dem Surfbrett in die hawaiianische Brandung trauen. Denn Öffi-Surfen geht genau wie Wellenreiten, nur dass man nicht aufs Brett hüpfen muss und nicht ertrinken kann:

__ Ausfallschritt, Beine ungefähr schrittbreit auseinander. Füße möglichst parallel, vorderes Knie über vorderem Fuß.

__ Oberkörper senkrecht aufgerichtet.

Jetzt versuchen, trotz Beschleunigen, Abbremsen und Kurvenfahren die Position zu halten. Dafür muss man arbeiten: im Zentrum, mit Füßen und Beinen, mit den Armen. Okay, man sieht dabei albern aus. Wir finden aber: Das muss einen nicht stören!

Variante für Fortgeschrittene und gleichzeitig ein wenig diskreter: Öffi-Surfen auf einem Bein. Dabei sollte man sich allerdings in Griffnähe aufhalten! Für die Balance hilft es, wenn man einen Punkt draußen, der sich nicht bewegt, anpeilt. Die Übung wird noch schwerer, wenn man dabei liest oder auf dem Smartphone ein Autorennen spielt. Ich surfe mittlerweile eigentlich bei jeder Fahrt. Wenn man zu mehreren unterwegs ist, kann man daraus auch einen hübschen Wettbewerb darum machen, wer als Letztes noch steht.

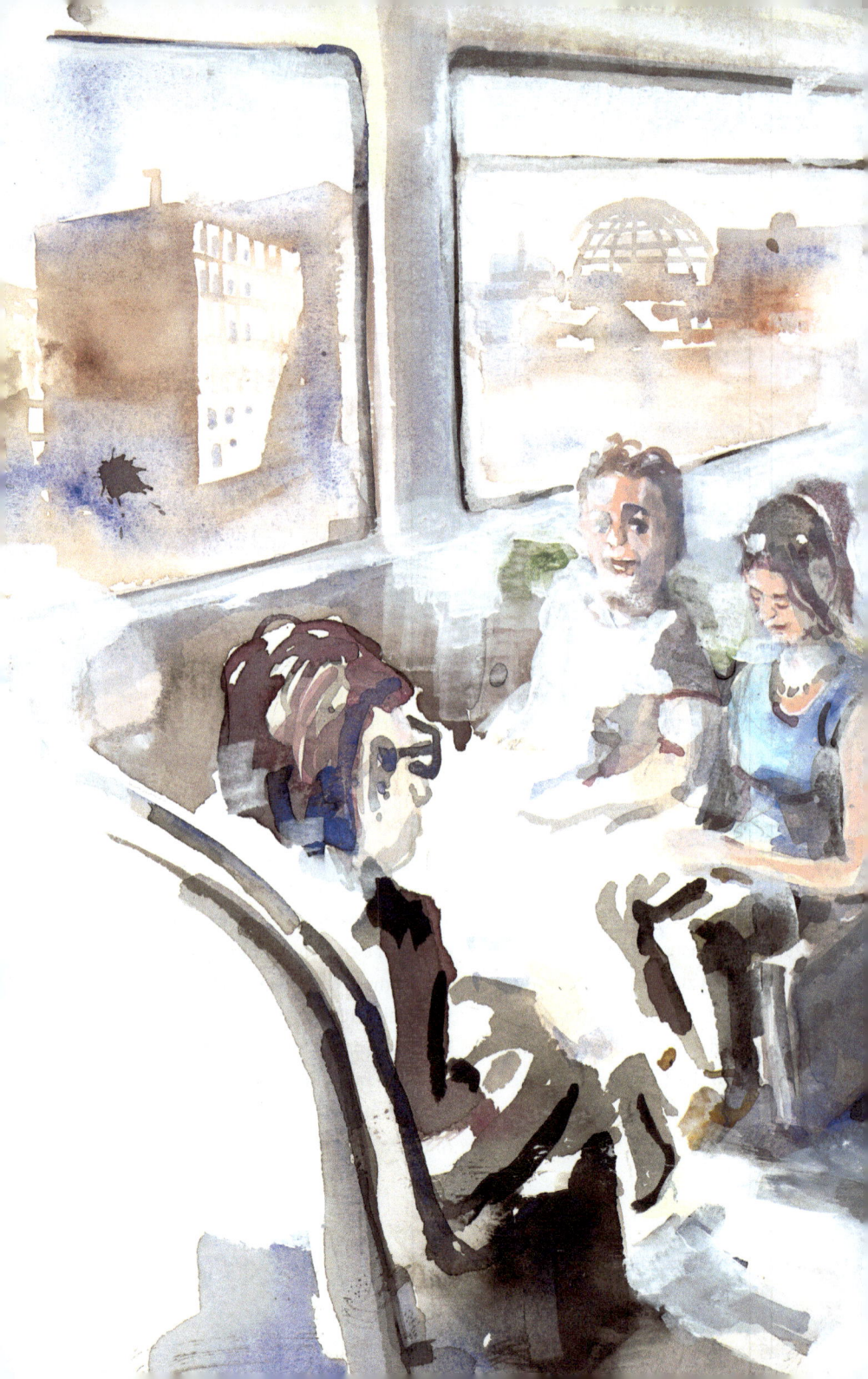

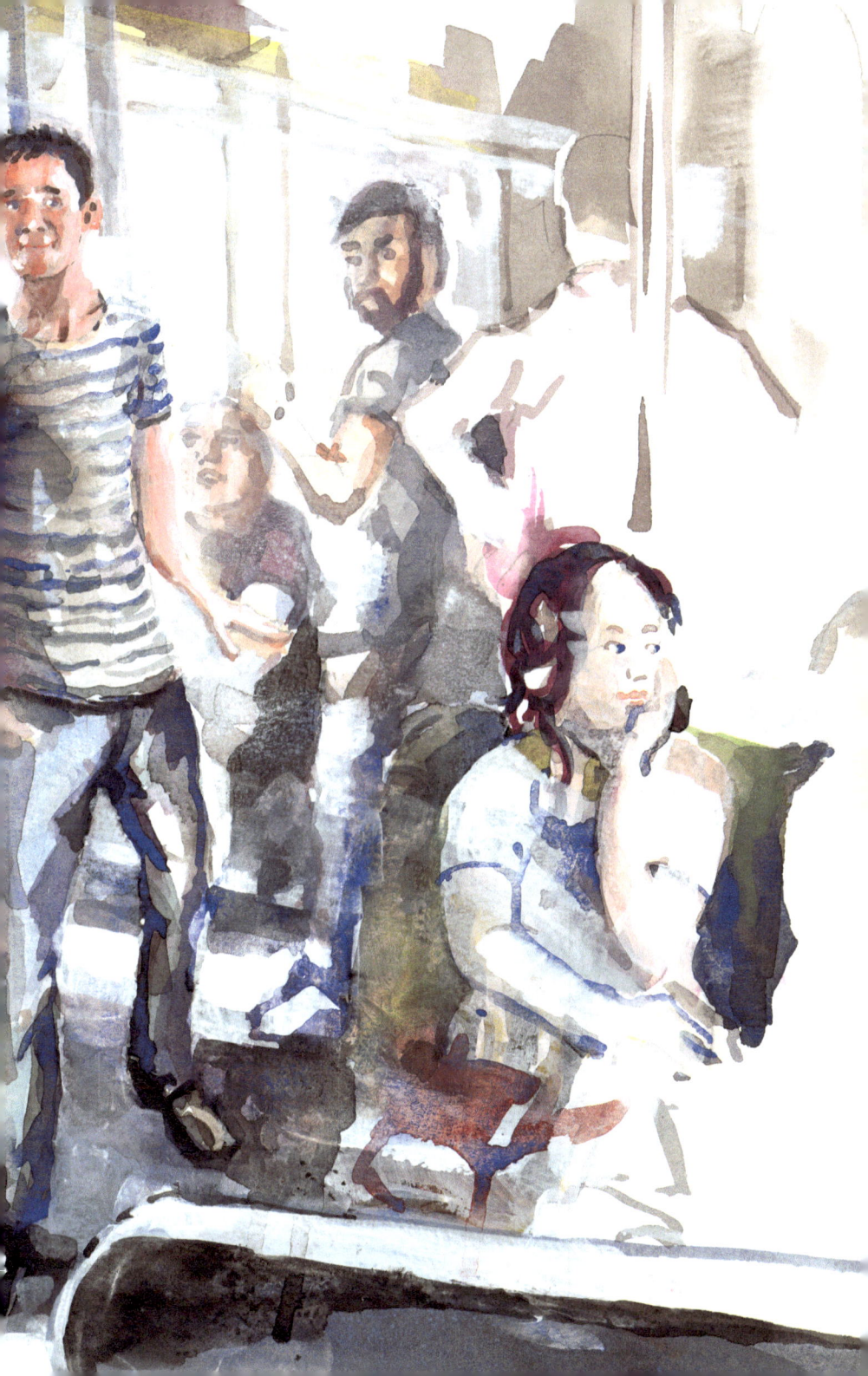

4_C_IM STEHEN

Vordere Oberschenkelmuskulatur, Po

Der ideale Ort für diese Übung ist die volle S- oder U-Bahn, besser noch ein ICE mit seinen glatt polierten Wänden aus falschem Kirschholzfurnier.

— Wir stehen eine gute Fußlänge vor der Wand und lehnen uns mit flachem Rücken an.

— Einen Fuß anheben, Knie beugen, runtersinken.

— Noch weiter sinken ...

— aber nicht weiter, als bis das Bein einen rechten Winkel macht!

— Dann immer ein kleines Stück hoch und wieder runter, so lange es geht.

Anfangs geht das wahrscheinlich nicht sehr lange. Dann das Bein wechseln und von vorne. Auf einer zehnminütigen Fahrt kriegt man gut drei Sets unter und kann dabei noch die Zeitung lesen. Was den Vorteil hat, dass einem neugierige Blicke erspart bleiben.

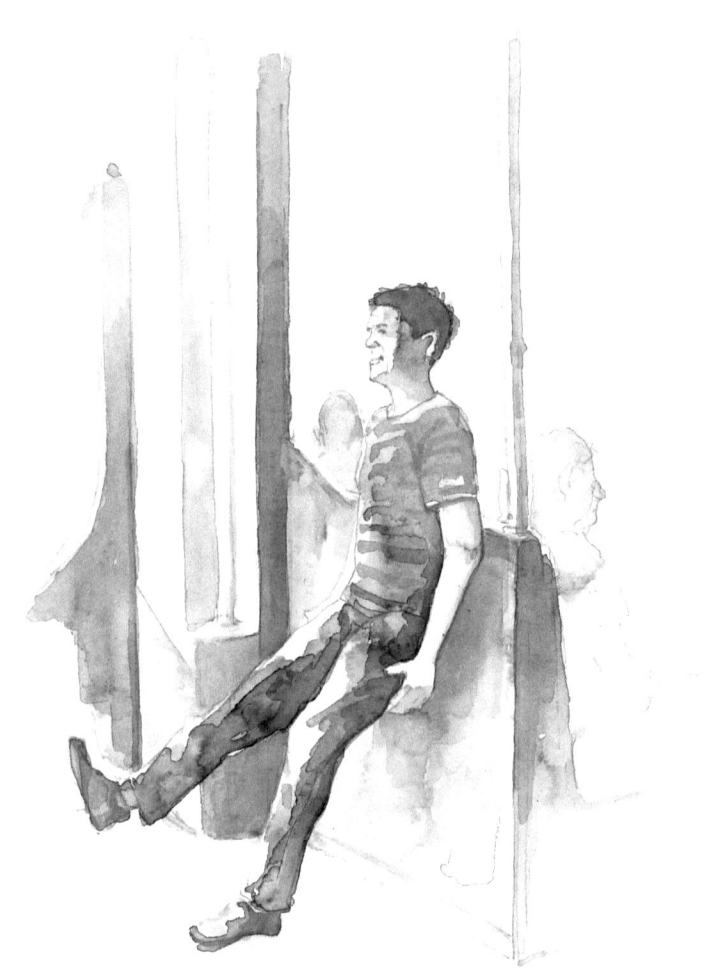

5_
BETT BEZIEHEN

5_A_MATRATZE BEZIEHEN
Bizeps

D as Frustrierende an der Haushaltsarbeit wie an jeder Art restaurativer Tätigkeiten ist ja, dass ihre Ergebnisse meist nicht wahrgenommen und noch seltener honoriert werden: Staub wischen, Wäsche waschen, putzen – wenn man nicht gerade eine Ultra-Pottsau ist, fällt das keinem auf. Und nach dem nächsten Abendessen ist eh wieder alles versifft. Deshalb ist es sowohl für das eigene Ego als auch für das Standing in der Familie – von der Hygiene mal ganz abgesehen – wichtig, ab und zu mit spektakulären Aktionen auf sich aufmerksam zu machen. Fensterputzen ist eine davon: Dauert ewig (siehe Übung 14), aber der Effekt fällt sofort ins Auge. Oder sämtliche Betten frisch beziehen (Trick: vorher mit extra duftigem Weichspüler waschen!). Für die Übung machen wir uns den Umstand zunutze, dass die Spannbettlaken durch das Waschen bei 60 oder 90 Grad ziemlich zusammengeschnurrt sind.

_ Eine Ecke des Lakens einhängen.

_ Die gegenüberliegende Ecke mit der Faust packen.

_ Ausfallschritt.

_ Das Laken mit einem Bizeps-Curl auseinanderziehen: Wir führen die Faust mit dem Laken zur Schulter.

_ Im Ausfallschritt in die Hocke gehen und das Laken mit immer noch gespanntem Bizeps einhängen. Fertig.

Nächste Ecke – anderer Arm. Und so weiter einmal für alle Betten im Haus. Wenn sich der Partner abends dann dankbar an einen kuschelt, kann man gleich noch mit einem aufgepumpten Bizeps punkten.

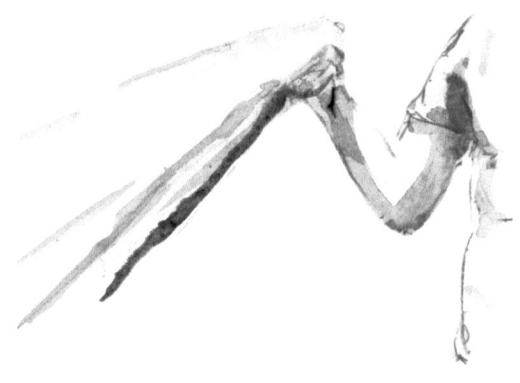

5_B_DECKEN BEZIEHEN

Rumpfstabilität: alle Rumpfmuskeln und vordere Schultermuskulatur

ch gebe es zu: Diese Übung habe ich anfangs selbst nicht ganz ernst genommen. Wir haben zu Hause nämlich antiallergene Synthetik-Bettdecken, die kaum etwas wiegen. Wenn man schon einigermaßen fit ist, hat man so einen Bezug ruckzuck runtergeschüttelt. Dann haben wir aber gemäß Balz' Direktive Fotos von einigen Übungen gemacht. Wir, meine beste Freundin Caro, die im Impressum unter «Konzeption und Artdirektion» firmiert, eigentlich aber Fotografin und Autorin ist und beim Ausdenken und Umsetzen dieses Buches maßgeblich mitgeholfen hat, und ich. Balz wohnt ja in Zürich und Peter, unser Illustrator, in Kairo. Da ging einiges an Foto- und Video-Dateien durch die Gegend.

Für die Foto-Session waren wir bei Caro daheim. Das war zunächst etwas peinlich, weil zu gleicher Zeit auch ihre Putzfrau da war, eine polnische Oma. Es gab gelinde gesagt skeptische Blicke, als ich unter Stöhnen und Ächzen Caros Bett à la Hopmop bezog und sie mich dabei fotografierte. Während Caros Freund im Wohnzimmer seelenruhig am Computer arbeitete. Ich möchte hier keine Intimitäten ausplaudern, aber Caros Federbetten wiegen jeweils mindestens zehn Kilo. Vielleicht hatten die Gänse eine Bleivergiftung, vielleicht haben sich über die Jahre einfach zu viele Pupse abgelagert (siehe hierzu auch Übung 6, Betten ausschütteln). Die Übung war jedenfalls kaum zu schaffen.

— Wie auf der Jugendfreizeit gelernt, schnappen wir uns von innen die Ecken des umgestülpten Bettbezugs.

— Der Bezug liegt auf den Unterarmen.

— Mit gestreckten Armen die Decke so lange schütteln, bis der Bezug komplett runtergerutscht ist. Bei aufgeplusterten Winterdaunen ist das natürlich erheblich schwerer als mit einer dünnen Sommerdecke.

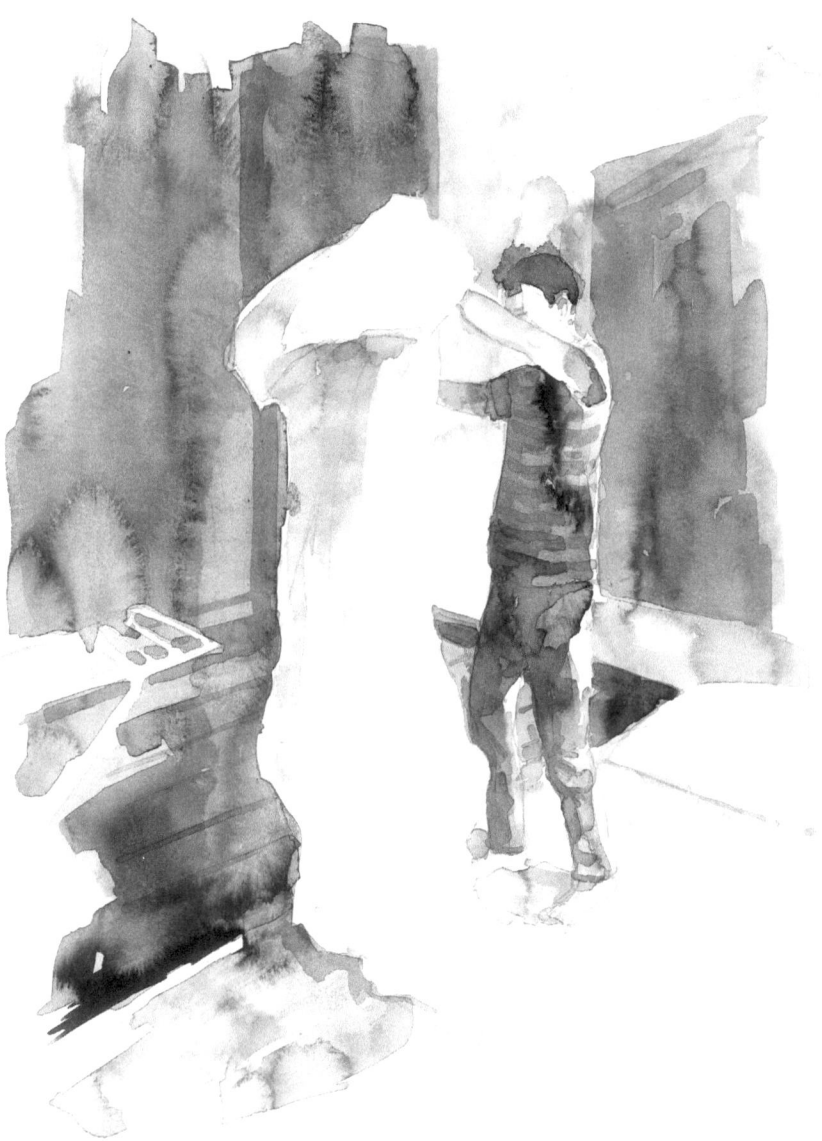

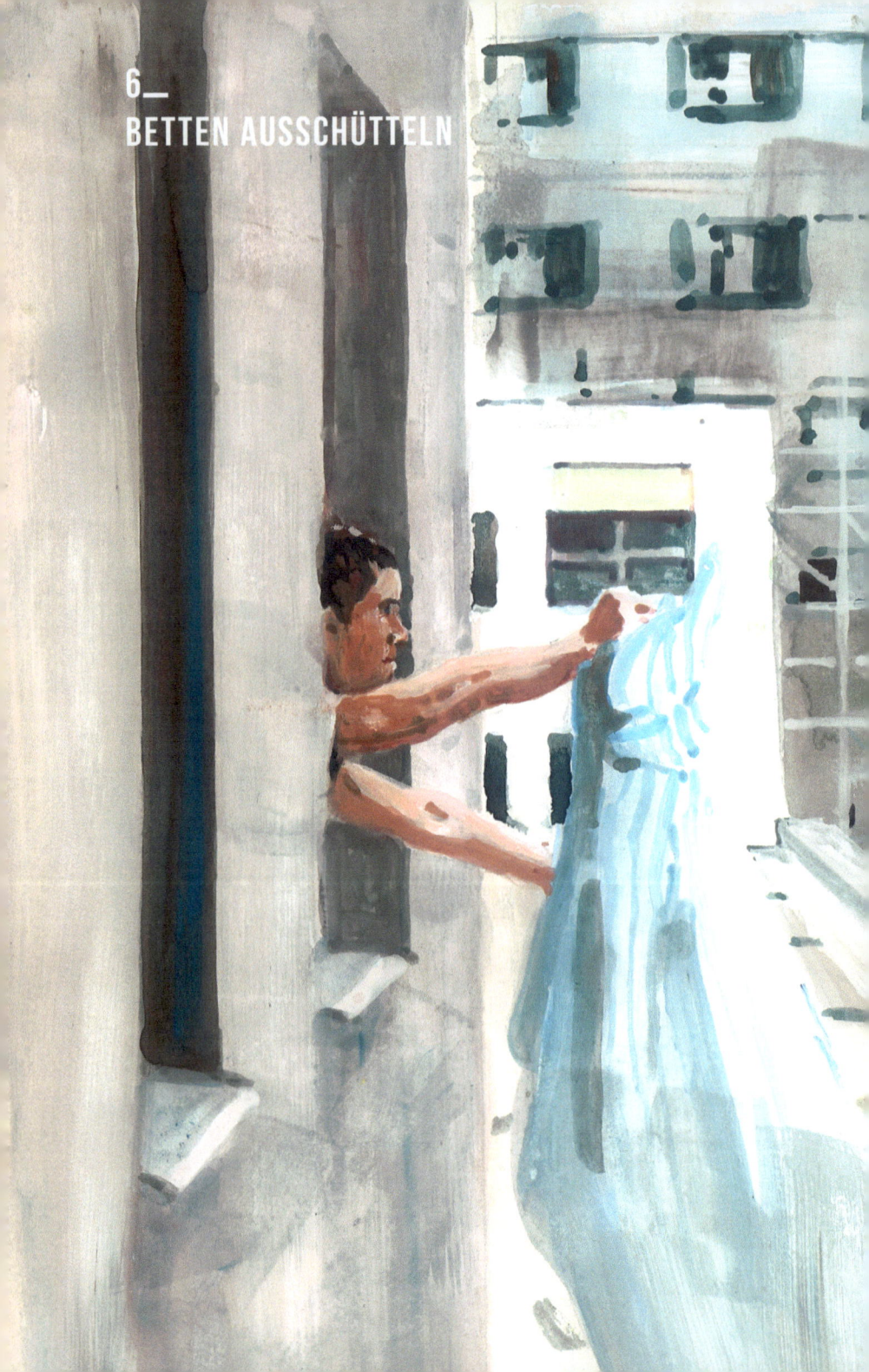

6_
BETTEN AUSSCHÜTTELN

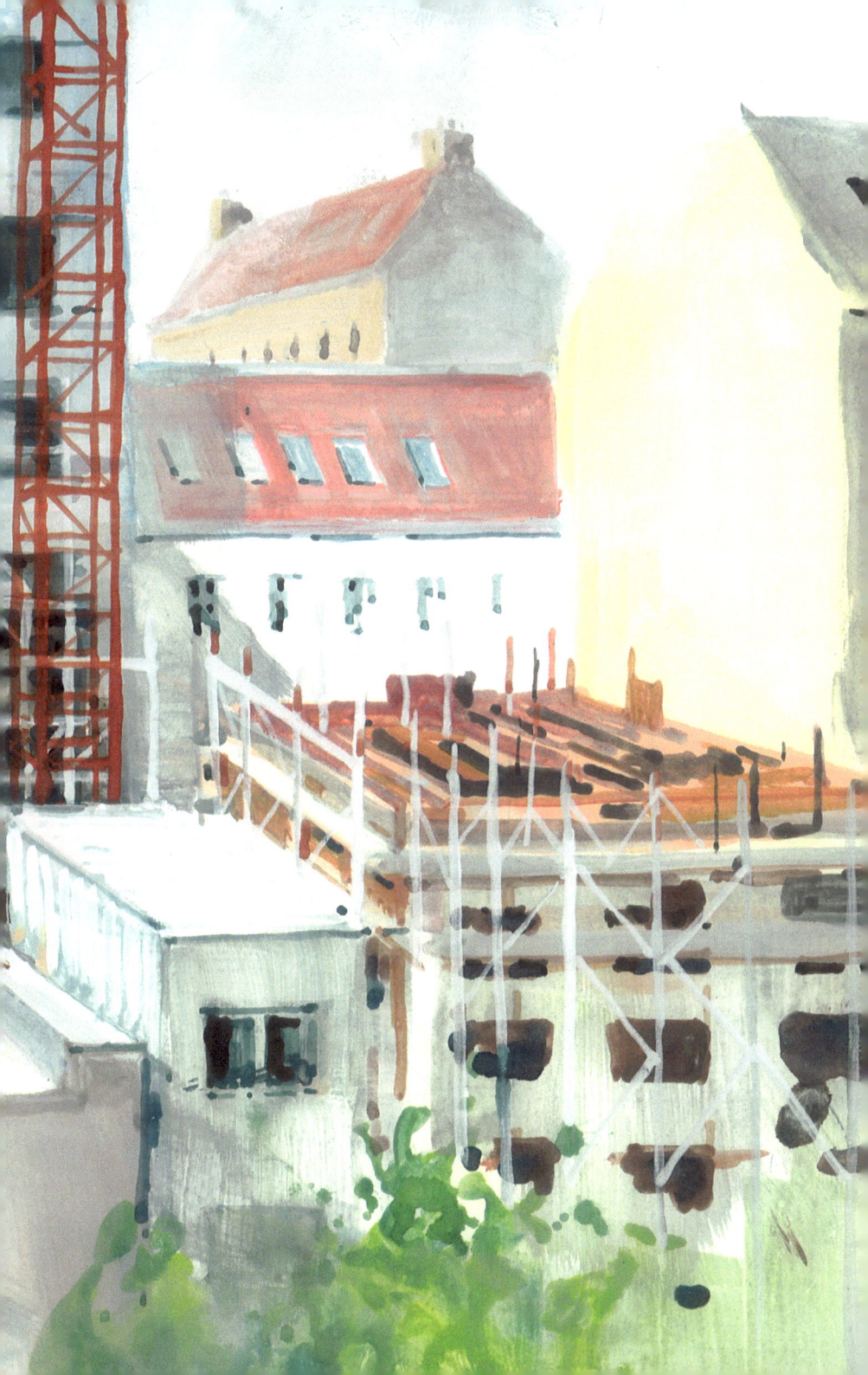

6_
BETTEN AUSSCHÜTTELN
Vordere Oberschenkel, Po, vordere Schultermuskulatur

Während das Bettenausschütteln im Märchen zu den Kerntätigkeiten der Goldmarie gehört und auch mein Vater seine Daunen jeden Morgen kräftig aufmischt, ist es in unserer Generation gänzlich aus der Mode gekommen. Wohl weil manchem das Federbett als verpönt gilt und es einer Mikrofaser gleich ist, ob sie geschüttelt wird oder nicht. Doch auch ein Laken wird frisch, wenn Staub und Nachtmuff verwehen, und die Bewegung in der frischen Morgenluft ist ein schöner Start in den Tag! Natürlich darf man auch erst noch wie ich eine halbe Stunde im Bett vor sich hinächzen, Deutschlandfunk hören und dabei einen doppelten Espresso trinken.

__ Die Bettdecke in beide Hände nehmen.

__ Hüftbreiter Stand vor dem Fenster.

__ In die Hocke gehen: Rumpf nach vorne, Brustbein raus.

__ Mit gestreckten Armen schütteln: Ein Arm geht hoch, der andere runter.

Die Bewegung kommt also aus den Schultern, das heißt, die Arme bleiben die ganze Zeit lang. Das ist auch anderweitig gut, schließlich will man das Bettzeug möglichst nicht über die schmutzige Fensterbank oder die Geranien schubbern. Außerdem bitte aufpassen, dass man nicht abstürzt. Pro Decke ruhig 30 Sekunden schütteln. Wenn man das für die ganze Familie macht, ist der Kreislauf schon mal in Schwung. Und man hat was für Schultern und Rücken getan.

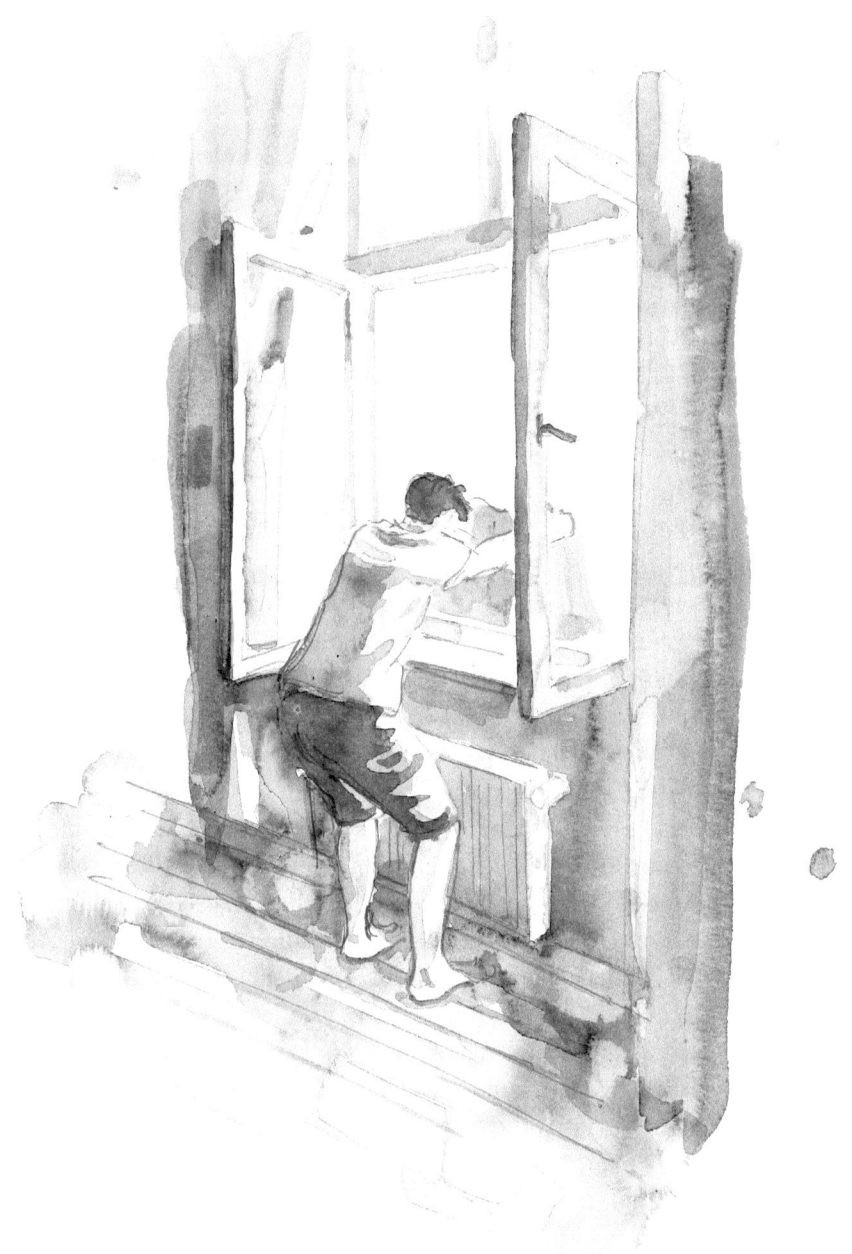

7_
BÜGELN

*M*an kann es nicht anders sagen: In Hemden sehe ich einfach phantastisch aus. Allerdings bin ich auch ein großer Freund der Bequemlichkeit. Als Freiberufler liege ich beim Schreiben gern im Bett, und da zwacken all die Knöpfe nur und fallen nach kurzer Zeit ab. Kundenkontakt habe ich auch keinen, und so gibt es niemanden, der sonderliche Attraktivität von mir erwartet. Die Anke vielleicht ausgenommen, aber mit der bin ich ja sowieso schon verheiratet. Insofern sorgt es stets für ein großes «O-ho!», wenn ich das Bügelbrett raushole. Anke fühlt sich direkt herausgefordert und checkt ihren Kleiderschrank, und die Kinder kommen angerannt, um sich am Bügeleisen zu verbrennen.

Richtig in Ruhe bügeln kann ich deshalb nur, wenn ich alleine bin. Wenn man sonst nur von ständigem Ziehen, Zerren und Bestiegenwerden ausgeleierte T-Shirts trägt, hat der Anblick eines frischen Hemdes etwas Festliches. Mit jeder Falte, die beim Bügeln verschwindet, glättet sich für den Moment die eigene Biographie. Die vielen genau abgezirkelten Bewegungen, mit denen das Hemd auf dem Brett mal so, mal so gerichtet wird, die Spitze des Eisens zwischen den Knöpfen herumkurvt oder in druckvoller Fahrt über die – bei mir nicht ganz so – breite Ebene des Rückens fährt, das Gluckern, Zischen und Dampfen und der Duft des Weichspülers, den die Hitze aus dem Stoff heraustreibt, lassen mich abdriften in ein anderes, paralleles Leben, in der der Papa morgens einen sauberen Anzug anzieht, die Limousine aus der Tiefgarage fährt und bis abends im Büro wichtigen Dingen nachgeht. Oh Bürgerlichkeit, du ferne, fremde Welt! Wenn ich das Hemd dann probehalber anziehe, fühle ich mich auch schon verkleidet. Bald ziehe ich es wieder aus und hänge es in den Schrank. Vielleicht ergibt sich ja mal eine Gelegenheit, wann es passt.

7_A_IM KNIEN

Rückenstrecker, Po, hintere Oberschenkel

__ Wir knien uns vor das Bügelbrett und stellen es auf Plauzenhöhe ein.

__ Das eine Knie befindet sich mindestens eine Fußlänge hinter dem anderen. Achtung: Hüfte parallel zum Bügelbrett!

__ Mit geradem Rücken leicht nach vorne beugen und bügeln.

__ Bügelbrett festhalten ist erlaubt, sich abstützen nicht! Seitenwechsel nicht vergessen.

Je weiter weg wir vom Bügelbrett knien und je mehr wir uns vorbeugen müssen, desto anstrengender ist die Übung.

__ Der Po schiebt nach hinten, aber der Oberkörper bleibt in Vorneigung.

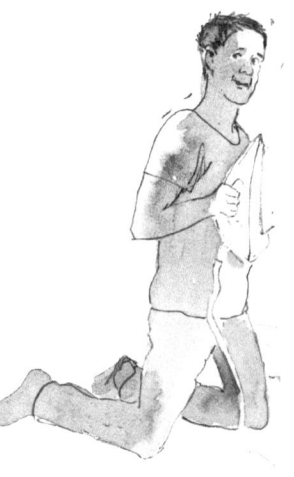

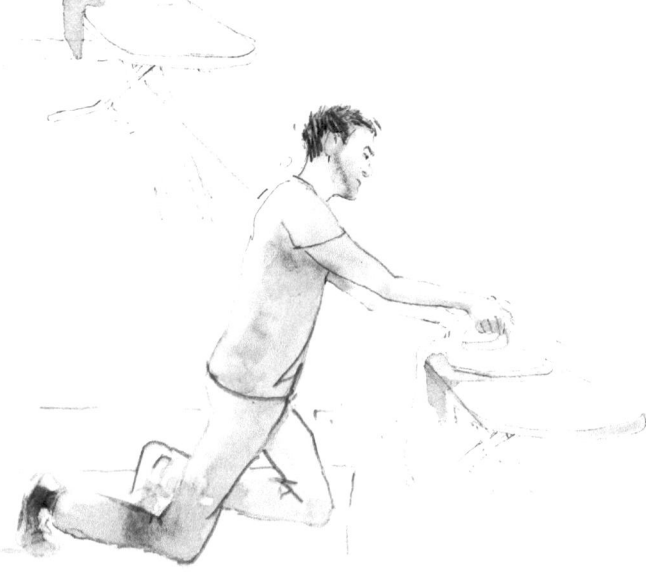

Bauch

Wir sitzen auf dem Boden, das Bügelbrett ist etwa brusthoch eingestellt, die Beine liegen angewinkelt unter dem Brett. Wir stellen uns vor: Frühstück im Bett mit Tablett, nur mit Bügeleisen statt Gabel und sehr anstrengend. Die Knitterwäsche steht links von uns, die fertige kommt rechts hin. Oder umgekehrt, wie's beliebt.

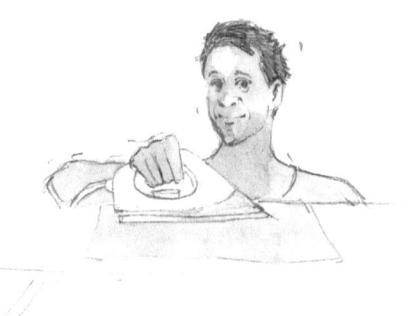

— Wir drehen den Oberkörper nach links, lehnen uns leicht zurück und nehmen uns das erste Wäschestück.

— Wieder vorkommen, die Wäsche zurechtlegen und bügeln.

— Dann zurücklehnen und mit einer Drehung nach rechts ablegen. Die Bauchmuskeln halten den Körper.

— Achtung: Wie immer Brustbein aufgerichtet halten, kein Rundrücken!

Je weiter wir unter dem Bügelbrett sitzen, desto mehr müssen wir uns bei der Arbeit zurücklehnen, und desto anstrengender wird es!

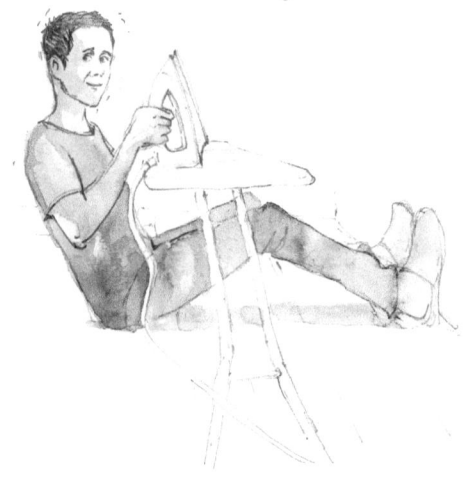

8_
BUTTERBROT SCHMIEREN
ec7f

Vordere und hintere Unterschenkel, Fußmuskulatur

ies ist eine sehr schöne Runterkommübung, zu der man Barry White hören muss, wenn man eine Frau ist, oder Air als Mann. Oder vielleicht auch umgekehrt.

Manchmal, spätabends, ist man zu Hause ganz allein. Das heißt: natürlich eigentlich nicht. Aber die anderen schlafen schon. Es ist auch nicht so spät, dass es schlimm wäre, noch wach zu sein. Alles ist still. Der Fernseher aus, war nur Quatsch. Man könnte ins Bett gehen. Aber man geht in die Küche, macht das Radio an. Es läuft dieses Lied, das man ewig nicht gehört hat. Plötzlich hat man Hunger. Kühlschrank! Ein Brot mit Schinken! Das Lied läuft weiter. Man macht das Brot und swingt mit.

— Hoch auf die Fußballen kommen.

— Langsam eine Runde rechtsrum rollen.

— Die Fersen sinken lassen.

— Wieder hoch und eine Runde linksrum rollen.

— Immer langsam, aber dafür im Gleichgewicht.

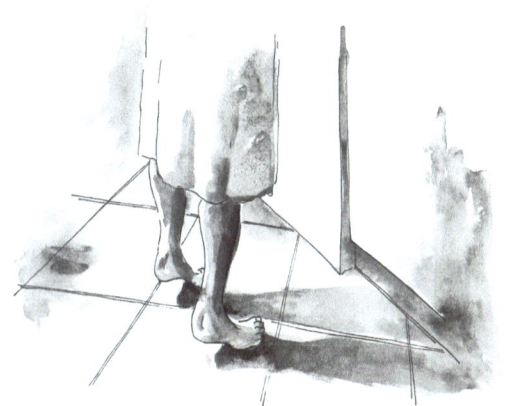

Für ein paar kostbare Momente ist man ganz bei sich. Und die Füße und Waden haben die freundlichste Massage der Welt bekommen!

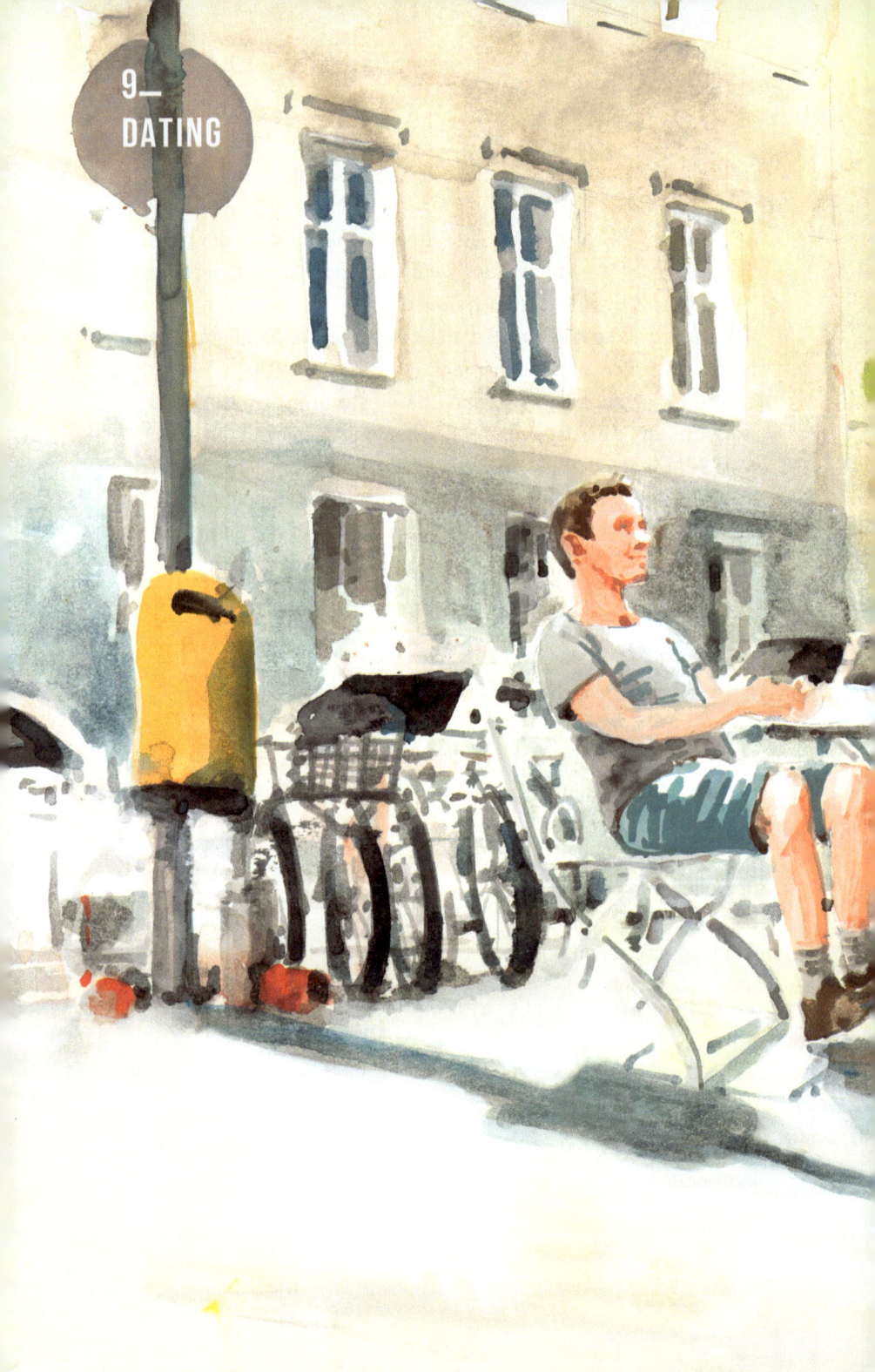

9_
DATING

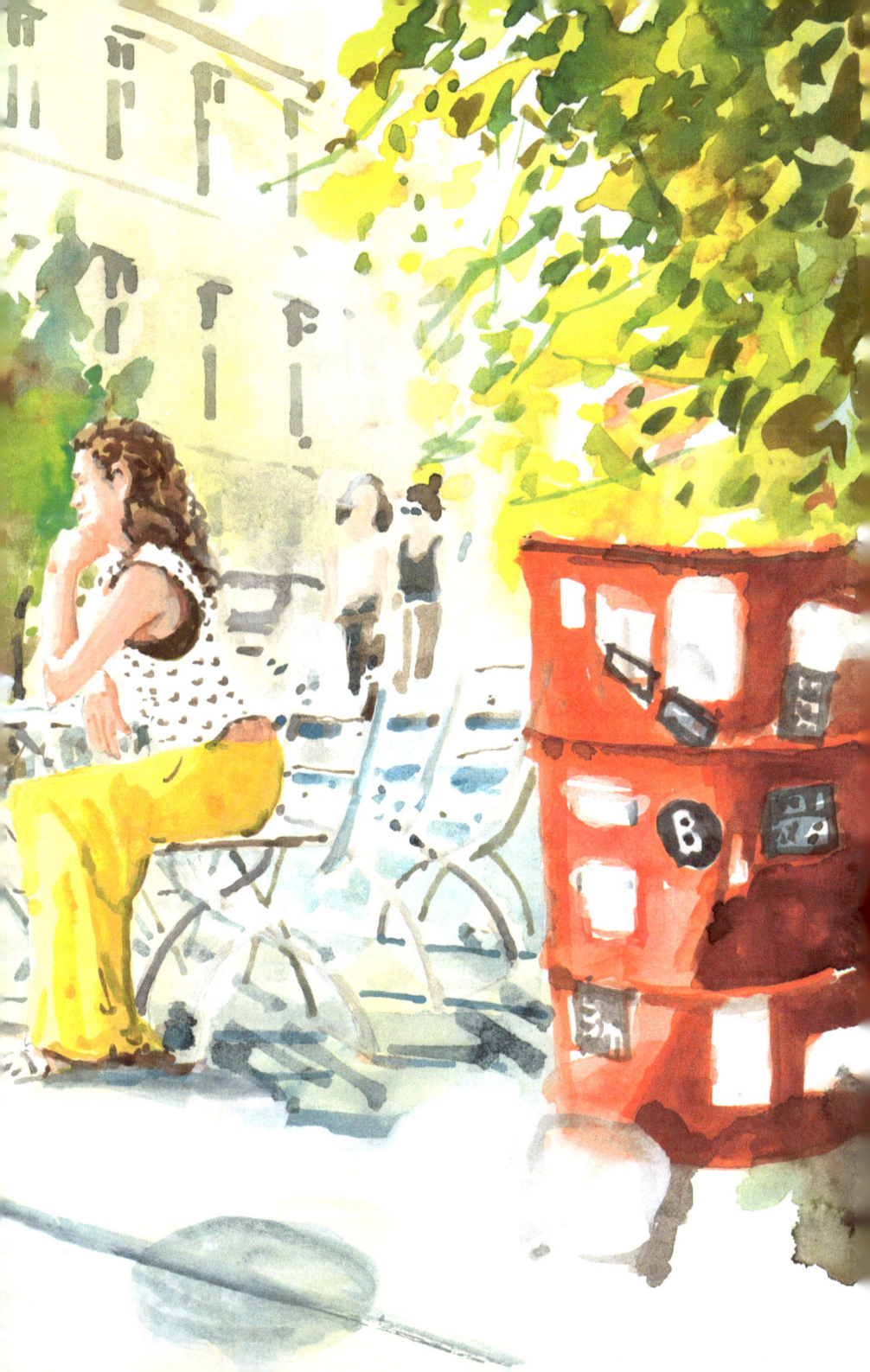

9_
DATING

Bauchmuskeln, Hüftbeuger

Wer schon einmal Internet-Dating betrieben hat, kennt das: Nach spätestens sieben Sekunden weiß man beim ersten Treffen, das Gegenüber kommt nicht in Frage, aber nun sitzt man in der Falle, beziehungsweise im Café. Weniger Wohlerzogene mögen einen vergessenen Termin vortäuschen oder sich durch die Hintertür davonschleichen. Ich saß meist gut zwei Stunden ab und machte höflich Smalltalk.

Hätte ich nur damals schon diese Übung gekannt! Sie lässt sich diskret unter dem Tisch bewerkstelligen und bringt – zumindest bei weniger Geübten – eine Angestrengtheit ins Gesicht, die mehr sagt als «Sorry, du bist es, glaube ich, nicht».

Unsere Grundposition ist die gleiche wie beim Sitzen in der Bahn (4 A), allerdings sind hier die angehobenen Beine obligatorisch.

— Mit dem Oberkörper eine leichte Rücklage einnehmen, ohne dabei die Lehne zu berühren.

— Die Knie nach oben ziehen, bis man die Tischfläche von unten berührt.

— Position halten.

— Achtung: Brustbein raus und im Rücken ein leichtes Hohlkreuz halten!

Man kann während der Übung auch Kaffee trinken oder wild gestikulieren – was sie noch anstrengender macht. Bitte aufpassen, dass man nicht vom Stuhl fällt!

Anke und ich haben uns zum Glück gleich im Grunewald getroffen und waren spazieren. Und das war ja dann auch das Richtige!

Zum Thema Kochen

*E*s ist ja gemeinhin viel von Kulturtechniken die Rede, vor allem wenn es darum geht, dass sie verloren gehen. Kochen steht ganz oben auf der Liste, und bei uns ist es besonders schlimm: Laut einer internationalen GfK-Umfrage verbringt der Deutsche 5,4 Stunden wöchentlich am Herd – und dabei wurden nur Leute gerechnet, die überhaupt kochen. Damit rangiert Deutschland im weltweiten Vergleich abgeschlagen auf einem Relegationsplatz. Nur in Brasilien, der Türkei und Südkorea wird noch weniger gekocht. Dass Kochsendungen und -bücher boomen, ist dazu kein Widerspruch. Schließlich sind auch Natur- und Tierdokus beliebt wie selten. Gäbe es eine Gema für Tiere, könnten sich Elefanten und Antilopen schon längst ihre eigene Ranch kaufen. Inklusive Koch, vielleicht! Für mich wäre das ein guter Job, denn ich koche oft und sehr gerne, wenn auch nie geplant und nach Rezept. Was die Damen und Herren Wildtiere womöglich nicht weiter stören würde, schließlich gibt es viel Gemüse und Rohkost. Nur auf den Chili müsste ich eventuell verzichten. Aber der kommt in letzter Zeit ohnehin separat wegen der Kinder. Für die wäre es natürlich auch ein Spaß, mit einem Zoo am Tisch zu sitzen. Wobei ich wieder fürchte, dass sie dann nicht zum Essen kommen. Und hinterher, wenn man geputzt hat, haben sie doch noch Hunger und die Kleckerei fängt von vorne an. Aber auf Dauer würde sich das bestimmt einpendeln. Also, wenn ihr jemand für die Küche braucht, liebe Tiere, schreibt gerne an den Verlag, der leitet das weiter.

Ach so, für alle anderen gilt natürlich: Selbst machen!

10_
DUSCHWANNE PUTZEN

Dehnung des vorderen Oberschenkels, des Unterschenkels und des Hüftbeugers

Wer wissen will, wie die Dolomiten entstanden sind, muss nur mal ein paar Millionen Jahre seine Duschwanne nicht putzen. Die Alpen waren ja bekanntermaßen mal der Boden eines Meeres, und die pittoresken Zinnen sind schlicht gepresster Muschelkalk. Auch auf dem Duschboden lagern sich ständig allerlei Sedimente ab: Kalk sowieso, Salze, Metalle, Seife, Haare, Hautschuppen, Staub. Jede Menge Material für engagierte Alien-Archäologen! Wenn jemand eine Entschuldigung braucht, um sich vor dem Putzen zu drücken. Für alle anderen ist diese Übung:

__ Langer Ausfallschritt mit rechts vor der Dusche.

__ Linkes Knie aufsetzen. Im linken Oberschenkel sollte es schon ordentlich ziehen.

__ Wischen. Achtung: Wir bleiben im Oberkörper aufgerichtet! So dehnen wir auch noch den Hüftbeuger.

__ Nach einer Weile: rechtes Bein ausstrecken.

__ Damit verlagern wir die Dehnung auf den rechten Unter- und Oberschenkel. Die können wir noch steigern, wenn wir die Zehen ranziehen. Müssen wir aber nicht.

__ Wie immer: zur Halbzeit Bein wechseln.

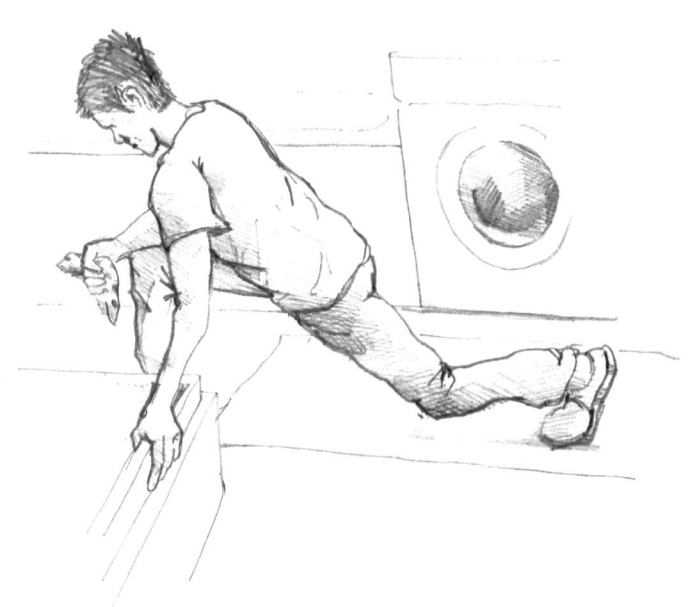

11_
E-MAIL SCHREIBEN

Gerade und schräge Bauchmuskeln, Hüftbeuger, vordere Oberschenkel

Im Jahr 2012 hat Microsoft Angestellte in aller Welt befragt, wie viel Zeit sie während der Arbeit tatsächlich mit Arbeiten verbringen. Das Ergebnis: Von 45 Stunden durchschnittlicher Wochenarbeitszeit werden 17 sinnfrei verschleudert: Meetings, Mails, mangelnde Motivation – und das sind nur die Gründe, die mit «M» anfangen! Viel Zeit also, um die Bauchmuskeln zu trainieren.

_ Im Sitzen die Beine vom Boden abheben, Zehen ranziehen.

_ Halten. Halten. Halten. Und dabei: Schreiben!

_ Mit dem Oberkörper eine leichte Rücklage einnehmen, ohne dabei die Lehne zu berühren.

_ Kurz absetzen.

_ Und wieder hoch.

_ Die Beine noch etwas weiter hoch, möglichst bis die Unterschenkel parallel zum Boden sind.

Die Übung funktioniert natürlich auch bei Desktop-Computern. Mit Schreiben wird es dann allerdings schwierig, außer man hat Teleskop-Arme. Wer am Laptop arbeitet, kann sie einfach nebenher machen. Das ist dann gleich eine gute Übung gegen Weitschweifigkeit.

Da sie so nebenbei geht, vergisst man diese Übung leider gerne. Also brauchen wir einen Trick, um uns selbst zu überlisten. Zumindest als Kreativ-Arbeiter neigt man ja zum Prokrastinieren: Beim geringsten Stocken der Gedanken springt man auf und schneidet sich die Nägel oder schaut, ob nicht vielleicht gerade die Weltformel auf Facebook gepostet wurde. In Zukunft bauen wir an dieser Stelle einfach kurz unser Bauchworkout ein. Oft fließen die Gedanken danach wieder besser.

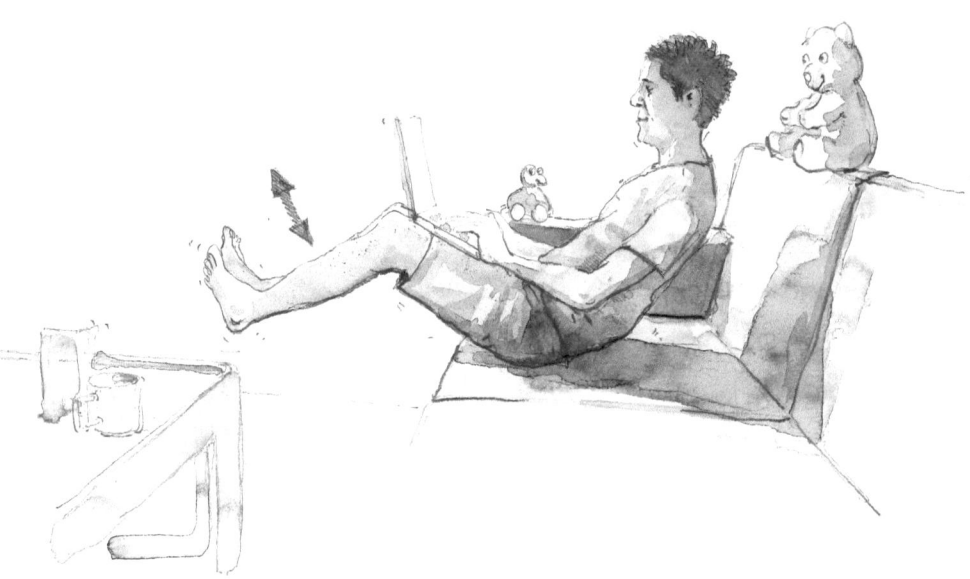

12_
EINKAUFEN

*E*s ist noch nicht lange her, da galt es als verschroben, in der Öffentlichkeit Sport zu treiben. «Guck mal, ein Trimmi!», rief meine Mutter, wenn uns beim Spaziergang am Westerbach ein rennender Herr in Trainingskleidung begegnete. Joggen gab es damals noch nicht. Auch den Oberurseler Trimm-dich-Pfad mit seinen Balancierbalken, den Bohlen zum Bockspringen und den Anweisungsschildern zu Hüftkreisen und Dehnen schätzte man eher als Sehenswürdigkeit, in einer Liga mit den keltischen Ausgrabungen am Wegesrand. Heute sind die meisten Parcours verfallen – Misere der Kommunen! – und ihrerseits zu Relikten der Vergangenheit geworden. Außer sie heißen 4Circle, Outdoor Gym oder Original Bootcamp und man bezahlt noch jemanden dafür, dass er einen beim Schwitzen anschreit. Da war Trimmy, das Trimm-dich-Maskottchen, mit seinem gereckten Daumen wesentlich netter: «Ein Schlauer trimmt die Ausdauer!» So schlau sind heute über 30 Millionen Menschen in Deutschland, die laut Statistik häufig oder ab und zu joggen gehen, und verschroben ist, wer nicht joggt. Ganz gewiss wird es mit dem Einkaufstaschenschlenkern einmal genauso sein. Und wir waren Vorreiter! Der Einfachheit und Coolness halber nennen wir es SBS – Shopping Bag Swinging.

Die SBS-Übungen sind für mich zentral, und ich mache sie immer. Unser nächster Supermarkt liegt etwa 500 Meter entfernt. Auf der Strecke bekommt man gut zwei Übungen mit je drei Sets unter. Bei zwei bis drei Einkäufen pro Woche habe ich damit mein Pensum für Arme, Schultern und Oberkörper schon drin.

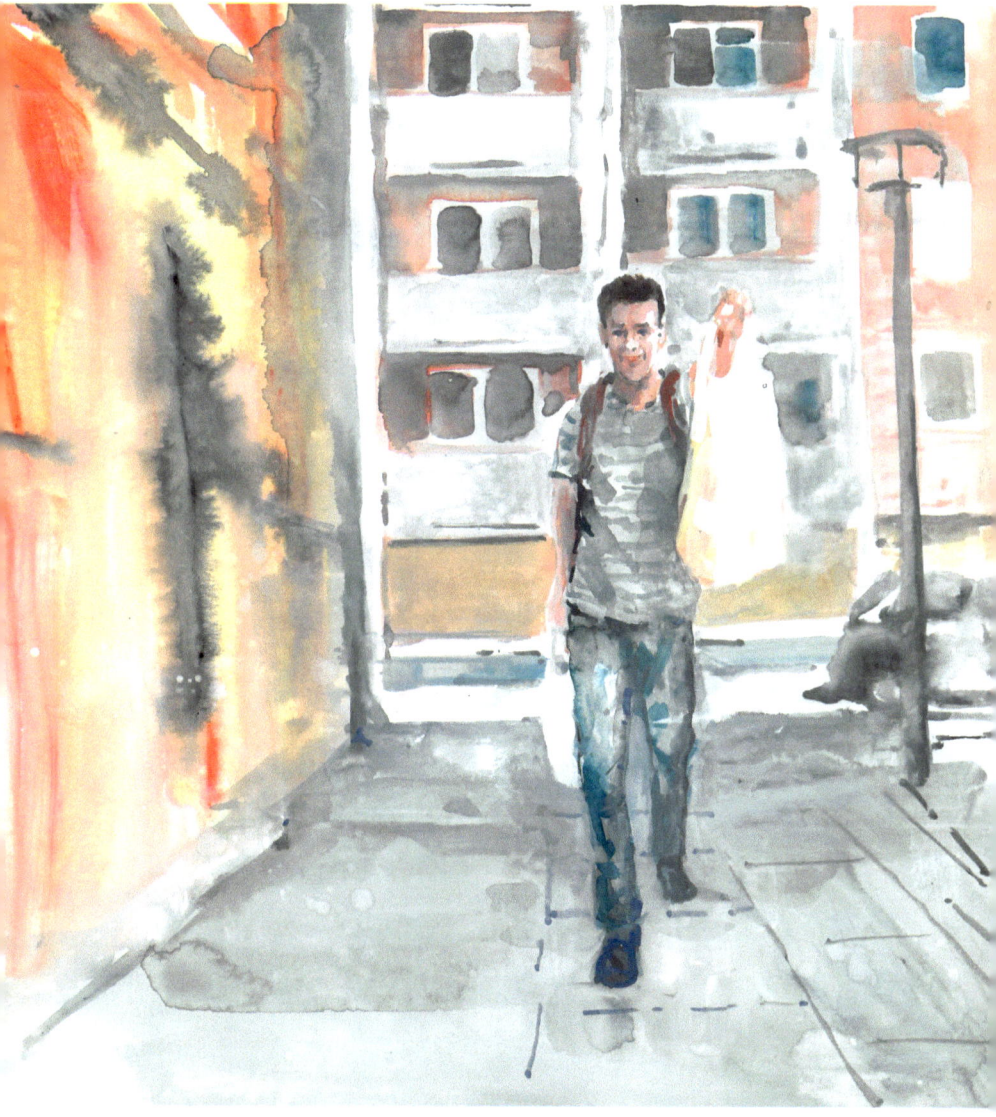

12_A_SUPERMAN
Vorderer und hinterer Schultermuskel

Für das SBS packen wir im Supermarkt unsere Taschen zunächst so, dass beide gleich schwer sind. Dann kann es losgehen nach Hause. Wenn die Taschen weder zu leicht noch zu schwer sind, kommt man sich vor wie Superman auf dem Rückweg vom Shopping.

__ Arme gestreckt, Rücken gerade, die Griffe halten wir in horizontalen Fäusten.

__ Dann die Arme ganz langsam abwechselnd nach vorne hoch bis leicht über Schulterhöhe und ein Stück nach hinten führen.

__ Achtung: Alles ohne Schwung! Keine Rotation im Oberkörper!

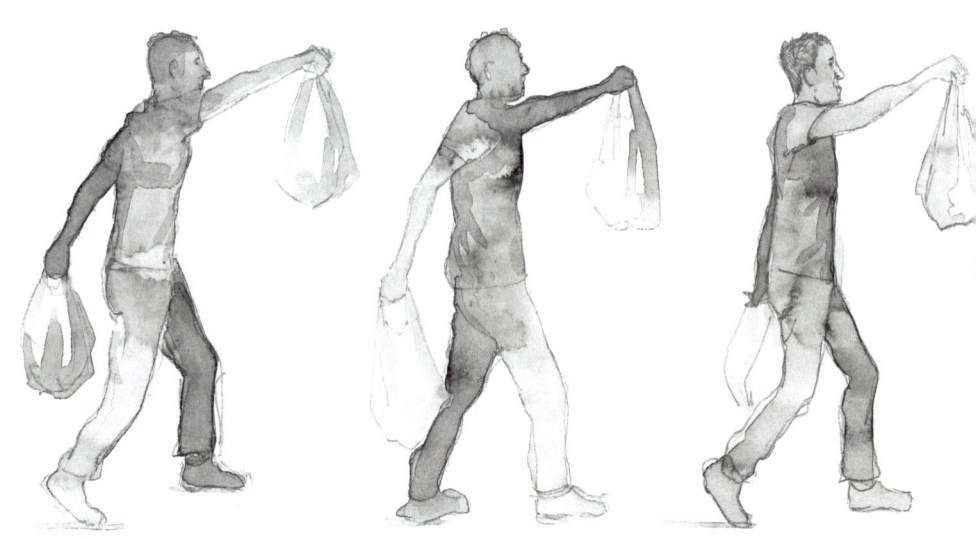

12_B_HOCH DIE TASCHEN
Schultermuskulatur, Bizeps und Trizeps

__ Einkaufstaschen in den Fäusten halten, Fingerknöchel nach vorne.

__ Rechte Tasche mit etwas Schwung über eine Armbeugung bis auf Schulterhöhe hochreißen.

__ Das Gewicht liegt auf der nach oben gewendeten Handfläche.

__ Dann die Faust mit der Einkaufstasche langsam senkrecht von der Schulter aus nach oben führen, bis der Arm vollständig gestreckt ist.

__ Auf die gleiche Art wieder runter. Achtung: Auf der Schulterstation beim Runtergehen das Gewicht zügig umsetzen.

Rechter und linker Arm wechseln sich natürlich ab!

12_C_CURLS

Bizeps

__ Die Taschen fest in den Fäusten halten.

__ Achtung: Die Arme hängen in der Ausgangsposition nicht senkrecht den Oberkörper entlang nach unten, sondern sind leicht nach vorne gewinkelt. Als würden sie als Gerade auf einer (hoffentlich imaginären) Plauze aufliegen.

Die Ellenbogen befinden sich also nicht neben, sondern etwas vor der Körperlinie.

__ Abwechselnd die Einkaufstaschen aus den Ellenbogen heraus bis fast in die Senkrechte anheben und wieder runter.

__ Die Handgelenke bleiben immer in einer leichten Beugung fixiert.

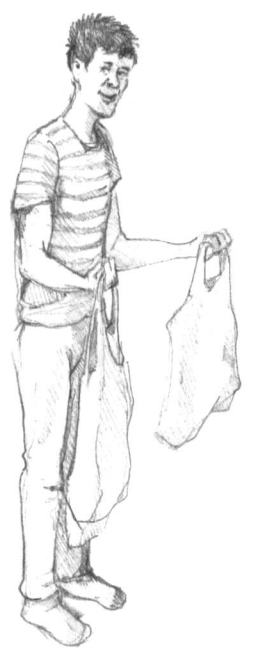 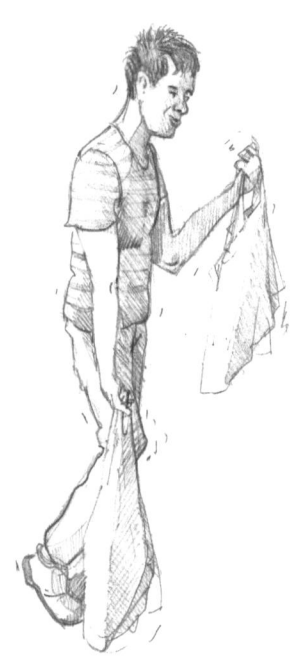

12_D_ALBATROS
Schultermuskulatur

Diese Übung nennen wir den Albatros, und mit diesem Bild ist eigentlich auch schon alles klar (wenn man nur Windeln und Zwieback kauft, darf sie auch mal die Meise heißen):

__ Die Einkaufstaschen mit gestreckten Armen seitlich nach oben führen bis leicht über Schulterhöhe.

__ Arme wieder absenken. Aber nur so weit, dass wir in der Schultermuskulatur noch Spannung haben!

__ Achtung: Der Oberkörper bleibt immer aufgerichtet, die Schulterblätter nach hinten zusammengezogen, die Handgelenke fixiert.

__ Nicht den Kopf nach vorne rausstrecken oder den Hals verkrampfen.

Wer als Kind *Bernard & Bianca* gesehen hat: Das ist der Albatros, der uns vorschwebt!

13_
EINKAUFSTROLLEY DIE TREPPE HOCHZIEHEN
Oberer Rücken, Bizeps und
als statische Haltemuskeln Rumpf und Beine

Früher gab es eine Zeit, da war ich empört, wenn mein Gegenüber den neuesten Club in irgendeinem Ostberliner Ranzkeller noch nicht kannte. Später war ich ein aufmerksamer Buch- und Zeitungsleser, der sich zugute halten konnte, nichts Wesentliches zu versäumen. Seit ich Kinder habe, bin ich froh, wenn ich nicht auch noch den Elternabend in der Kita verpasse (ist gerade heute wieder). Windeln bei Rossmann im Sonderangebot, Gripperisiko lässt nach, Raphael will Feuerwehrmann werden – ansonsten kriege ich kaum was mit. Zum Beispiel das Comeback des Einkaufstrolleys. Dass der mitten in der Gesellschaft angekommen ist, musste ich neulich bei IKEA erkennen. Früher hatten so was nur Omas. Und deshalb fange ich auch nicht mehr damit an. Irgendwie ist das wie mit Hornbrillen, Pullundern, Hochwasserhosen, Vollbärten und Birkenstock. Wenn man das in der Originalzeit mitbekommen hat, geht das nicht mehr. Vielleicht ist das schon das Alter.

Für alle, die dem unbefangener gegenüberstehen, ist diese Übung. Für alle, die viel reisen, aber wenig einkaufen: Man kann sie genauso gut auch mit einem Rollkoffer machen.

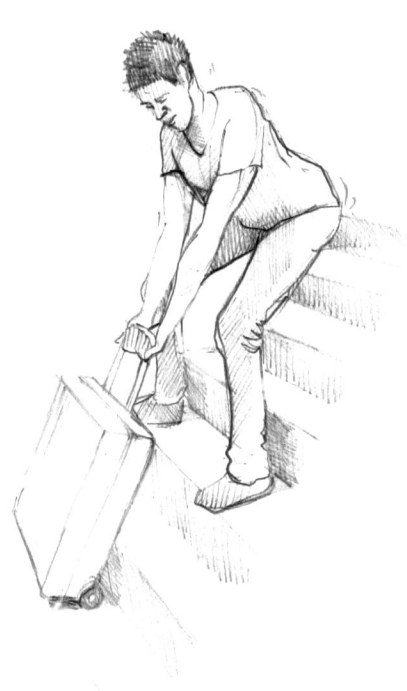

— Wir stehen zwei Stufen über
dem Trolley und gucken treppab.

— Sauber in die Hocke gehen: Po
nach hinten, Brustbein raus, gera-
der Rücken.

— Den Griff von unten umfassen,
die Ellbogen nah am Körper nach
hinten führen. Dabei ziehen wir
den Trolley eine Stufe hoch.

— Rückwärts eine Stufe hoch
gehen. In der Hocke bleiben. Und
wieder den Trolley nachziehen.

Sinnvoll ist diese Übung erst ab
einem gewissen Gewicht (des
Trolleys).

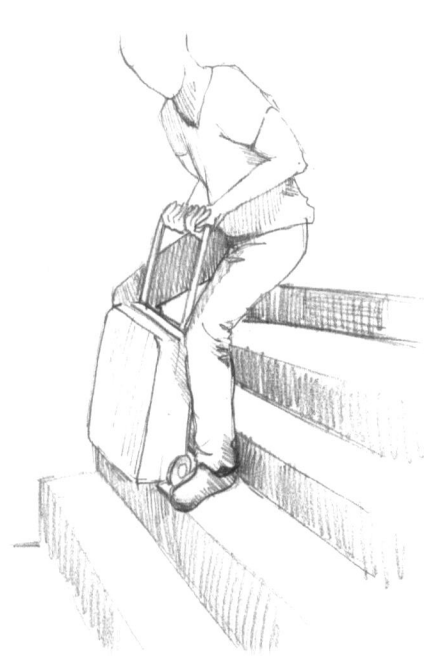

14_
FENSTER PUTZEN

*U*nsere Wohnung hat in etwa so viele Fenster wie Venedig Brücken. Dabei leben wir nicht in einem Gewächshaus, sondern in einem Altbau – und der hat Altbaufenster. Für alle Menschen, die schon im 21. Jahrhundert wohnen: Hier wird Doppelverglasung wörtlich genommen. Das heißt, jedes Fenster hat zwei Scheiben, die separat zu öffnen – und zu putzen – sind. Um das Putzen noch umständlicher zu machen, vielleicht auch, um dem goldenen Schnitt zu huldigen, wurden die Fenster zweigeteilt, etwa im Verhältnis 1/3 zu 2/3. Ein Fenster hat also eigentlich acht Scheiben, und alle sind dreckig: von außen sowieso, von innen mit Abdrücken von Kinderpatschehänden. Denn auf der Fensterbank zu stehen, rauszugucken und mit dem Zeigefinger auf die vorbeifahrenden Autos zu schießen, ist vor dem Schlafengehen obligatorisch. Als wäre das nicht genug, sind die Rahmen natürlich aus Holz und weisen allerlei schmucke Rillen und Leisten auf, in denen sich zusätzlicher Staub sammelt, abgesehen davon, dass der Lack an vielen Stellen rissig und aufgeplatzt ist. Alles zusammengenommen macht das Fensterputzen zu einer Herkulesaufgabe. Gern würde man wie der Sagenheld kurzen Prozess machen und einfach einen Fluss umleiten, der alles sauberwäscht. Aber natürlich sind die Böden aus gewachsten und äußerst feuchtigkeitempfindlichen Dielen. Altbau eben.

Fast der gesamte Bewegungsapparat, vor allem Oberschenkel,
Schulter- und hintere Rumpfmuskulatur

U m an die oberen Fenster ranzukommen, nutzen wir einen
etwa kniehohen Hocker. Wir stellen uns eine gute Schritt-
länge vor dem Hocker auf, Spritzpistole in der rechten, Zeitung
in der linken Hand.

__ Mit einem großen Ausfallschritt den rechten Fuß auf den Hocker setzen.

__ Gewicht nach vorne verlagern.

__ So langsam und kontrolliert wie möglich in den Stand kommen.

__ Sprühen – und wieder langsam und mit einem großen Schritt runter.

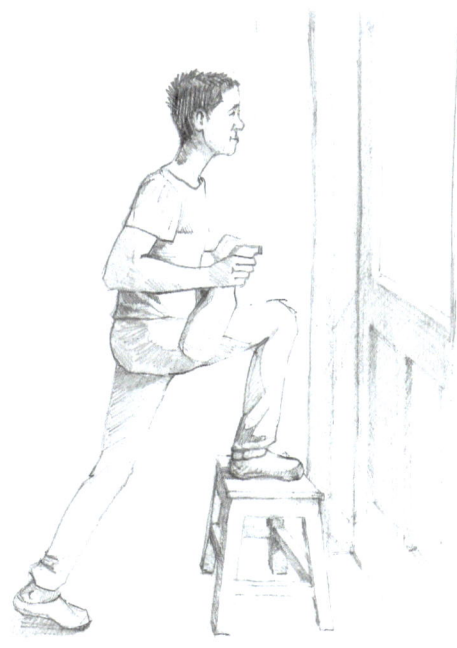

Wieder hoch und wieder sprühen, das komplette Fenster von oben bis unten. Weiter unten müssen wir natürlich nicht mehr bis in den Stand kommen. Da federn wir nur leicht aus der Ferse hinten und drücken uns vorne im Knie hoch. Dann das Ganze von vorn und dabei mit der Zeitung (linke Hand!) trockenreiben. Dabei strecken wir den rechten Arm seitlich weg, um besser die Balance halten zu können, und das hintere Bein strecken wir leicht raus. Je weiter wir beim Wischen nach unten kommen, desto tiefer gehen wir ins Knie. Hölle! Am Ende wieder Ausfallschritt nach hinten, vorderes Bein bleibt auf dem Hocker, wischen und wippen. Beim nächsten Fenster Bein wechseln.

Je größer der Ausfallschritt, desto anstrengender wird es natürlich.

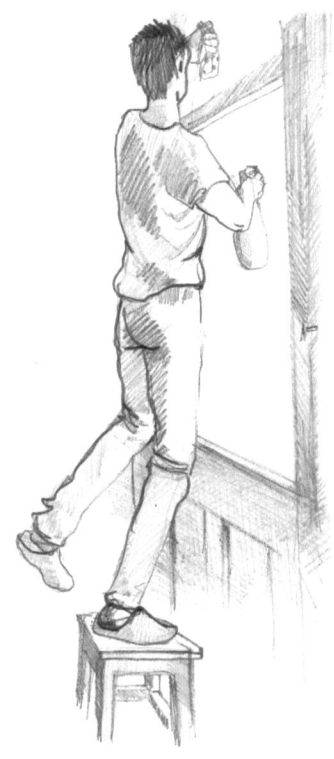

Trizeps, Brust, Bauch, Po

__ Wir stehen einen Schritt vor dem Fenster.

__ Den linken Arm stützen wir gegen die Wand oder den Fensterrahmen, mit rechts wischen wir das Fenster.

__ Achtung: Der Körper bleibt steif wie ein Brett, Bauch anspannen, Pobacken zusammenkneifen.

__ Jetzt auf die Zehenspitzen gehen, mit dem linken Ellenbogen einknicken und nach vorne kommen – einarmige Liegestütze!

Dabei gibt es zwei Varianten: Wenn wir den Ellenbogen nach unten kommen lassen und Richtung Körper führen, trainieren wir vor allem den Trizeps.

Wenn wir den Ellenbogen nach außen führen, liegt der Fokus auf der Brustmuskulatur. Das geht erheblich leichter! Arme wechseln nicht vergessen.

Auch hier: Je weiter weg wir von der Wand sind, desto anstrengender wird es. Das heißt aber auch: Man darf den Schweinehund ruhig ein bisschen streicheln, indem man es sich auch mal leicht macht. Denn immer dran denken: Alles ist besser als nichts!

Variante: Wir packen noch eine Dehnung der hinteren Wadenmuskulatur dazu. Dafür drücken wir, während wir nach vorne in den Liegestütz gehen, die Fersen fest in den Boden.

14_C_MIT SQUATS

Fast der gesamte Bewegungsapparat, vor allem
Bein- und vordere Schultermuskulatur

*W*er lieber mit Abzieher und Schwamm putzt, für den ist diese Übung.

__ Feucht vorputzen.

__ Dann stellen wir uns einen
Schritt vor dem Fenster auf
und strecken beide Arm hoch
über den Kopf.

__ Auf die Zehen kommen und
den Abzieher an der Ober-
kante des Fensters ansetzen.

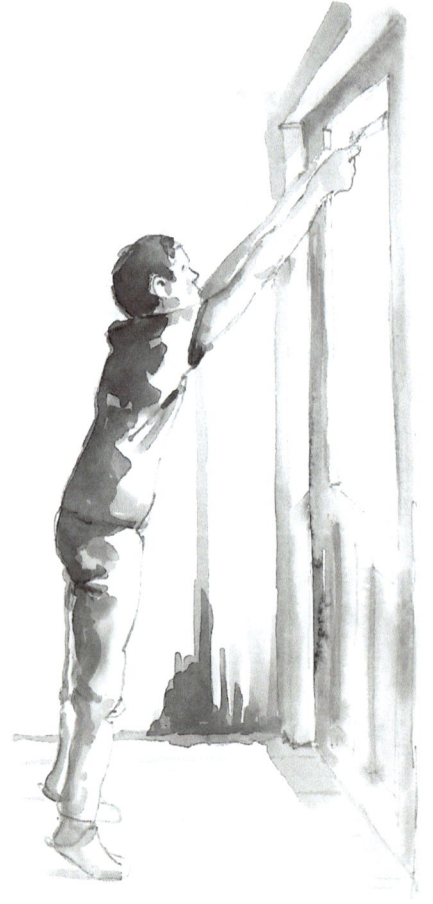

_ Während wir langsam mit geradem Rumpf in die Hocke kommen, führen wir den Abzieher die Scheibe entlang nach unten.

_ Die Arme bleiben dabei immer gestreckt, die Hände über dem Kopf!

_ Tiefer, tiefer, tiefer.

Ganz unten stopp, halten und schnell mit dem Schwamm aufwischen, damit die Dreckbrühe nicht auf den Boden tropft. Am Ende kommen wir wieder mit einem Strecksprung nach oben, neu ansetzen und das Ganze von vorne.

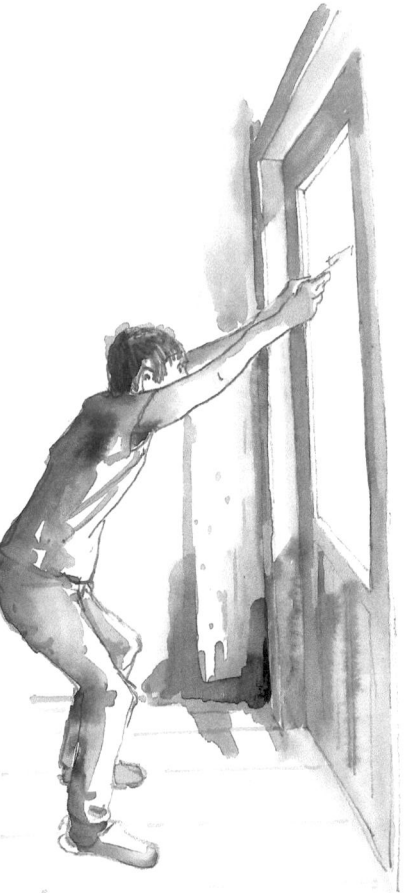
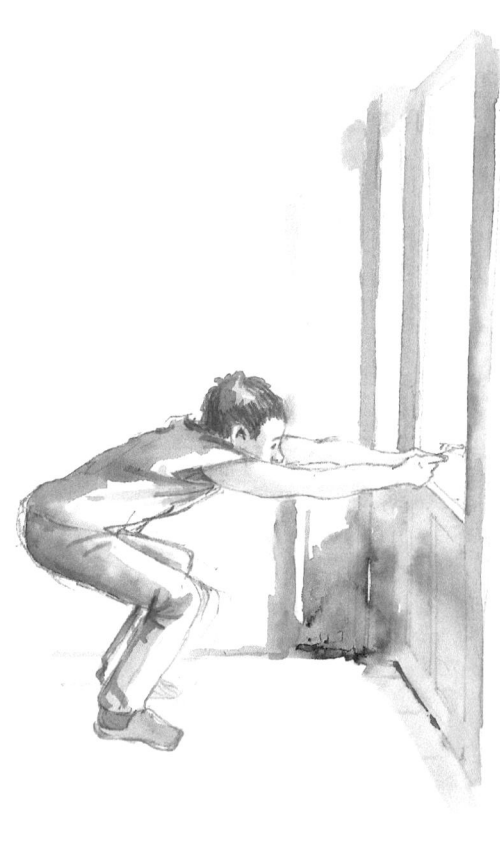

15_
FUSSBODEN SAUGEN

Vordere Oberschenkel, Po, Rumpf

Von allen Haushaltsarbeiten ist Staubsaugen mit Sicherheit die männlichste: Man kommandiert eine große, leistungsstarke Maschine, macht Lärm wie ein Auto, und folgerichtig muss alles, was im Weg ist, Platz machen, oder es wird kurzerhand weggesaugt. Klar, dass meine Söhne Staubsaugen bärenstark finden. Praktischerweise hat unser Sauger einen Tragbügel, an dem sich immer einer wie beim Rodeo festhalten kann, während er rittlings auf dem Gerät sitzt. Muss er auch, denn es kann recht ruckelig zugehen.

__ Tiefer Ausfallschritt: linkes Knie über dem Fußgelenk, rechtes Knie gebeugt und knapp über dem Boden.

__ Staubsaugerrohr in die rechte Hand.

__ Rücken senkrecht, Brust raus!

__ Volle Saugleistung = maximaler Widerstand!

__ Mit langen Bewegungen vorschieben und dann bis ganz weit zurückziehen. Das ist Balz ganz wichtig, denn so trainieren wir auch noch Trizeps und oberen Rücken.

__ Alles in Reichweite absaugen. Dann Arm und Bein wechseln.

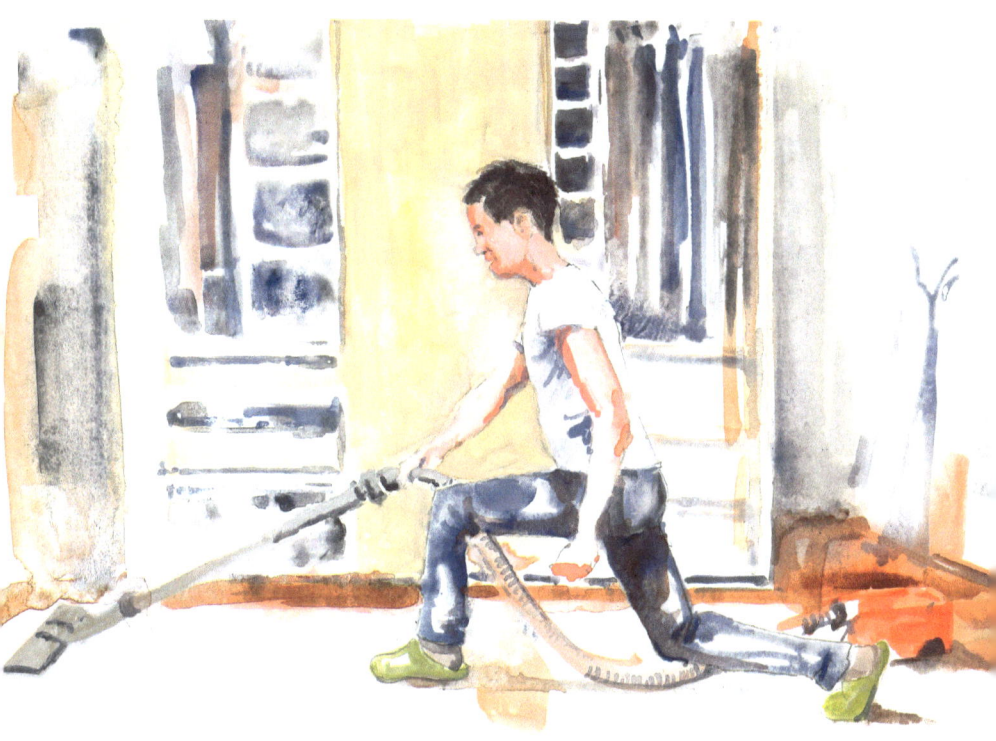

Mit unserer Übung kommt man vielleicht nicht in die letzten Winkel. Aber 90 Quadratmeter würde ich im Ausfallschritt ohnehin nicht durchhalten – und Pausen gehören ja zum Training.

Variante: Wir lassen uns mit jeder Saugbewegung in den Ausfallschritt reinfedern – und wieder raus. Das ist natürlich unbeschreiblich anstrengend und nur was für ganz Harte. Selbst Balz schafft so nur einen Raum.

Ich sauge unsere Wohnung meistens zweimal pro Woche. Wenn ich dann noch Wäsche aufhänge (Übung 40) und Kartoffeln schäle (Übung 19), habe ich genug für die Beine gemacht.

16__
FUSSBODEN WISCHEN

Vordere Oberschenkel, Po, Rumpf

ch weiß nicht, wie es Familien in widrigeren Weltregionen halten, bei denen jedes Reiskorn abgezählt ist. Aber hierzulande wird ja sehr propagiert, dass Kinder, sobald sie sich auch nur irgend dafür interessieren, selbständig essen. Was über mindestens ein Jahr Mahlzeit für Mahlzeit eine unfassbare Sauerei bedeutet. Aber angeblich fördert genau das die Intelligenzentwicklung. Gern würde ich auf ein paar Quotientpunkte verzichten und mir damit das ständige Wischen sparen. Mein Sohn Isi fängt freilich sofort wie irrsinnig zu schreien an, wenn man versucht, ihn zu füttern. Auch wenn er seinen Teller vorher dreimal auf den Boden geschmissen, aber eigentlich Hunger hat. Eine besondere Delikatesse scheint das Essen für ihn erst zu werden, wenn er es selbst auf allen vieren unter dem Küchentisch mit den Händen aufpicken kann. Schon deshalb ist bei uns meistens geputzt.

Als Hopmop-Übung sind Grundposition und Bewegung die gleichen wie beim Fußbodensaugen (siehe Übung 15).

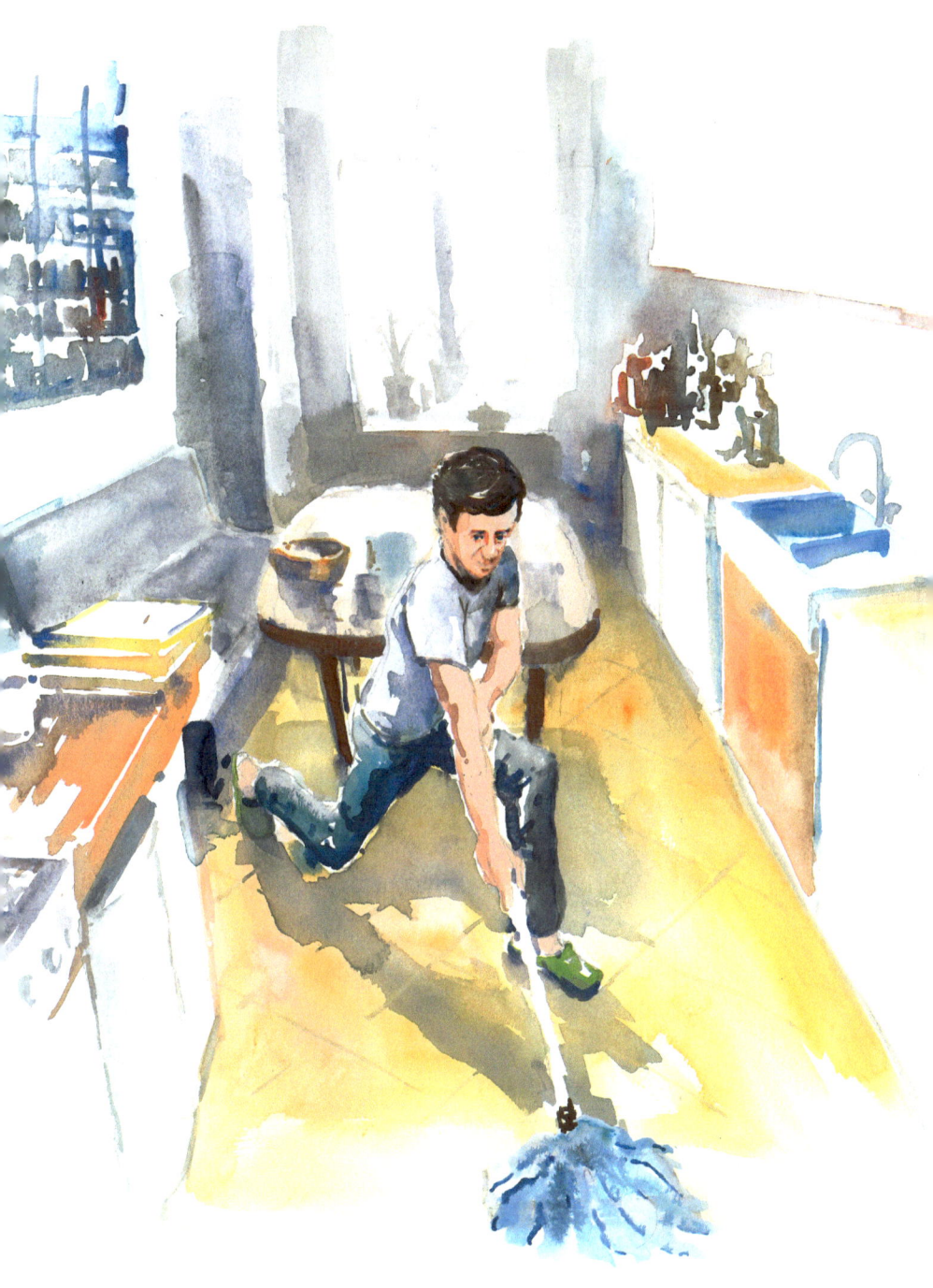

17_
HANDWÄSCHE

Handstreck-, Handbeuge- und Fingermuskulatur

*W*ährend meines Russisch-Studiums war ich Mitte der neunziger Jahre vier Wochen in Sankt Petersburg. Wir waren privat untergebracht, ich bei einer Oma, die eine sehr schöne Altbauwohnung, aber keine Waschmaschine hatte. Ich hatte vorher auf Reisen immer mal ein paar T-Shirts und Boxershorts mit der Hand ausgewaschen. Aber vier Wochen lang meine komplette Garderobe zu walken und auszuwringen, das war etwas anderes. Ich bekam Blasen an den Fingern, Unterarme wie Popeye und einen Heidenrespekt für meine Oma, die das schon immer und wohl noch für den Rest ihres Lebens so machte. Wie circa 80 Prozent der Weltbevölkerung. Man kann diese Übung also gut als Selbsterfahrung sehen. Oder man nimmt sie als Training für die nächste Magen-Darm-Epidemie in der Kita. Die Ekelklamotten mag man doch keiner Waschmaschine zumuten.

Die Wäsche erst mal schön lange einweichen. Beim Ausspülen dann jeweils kräftig auswringen und dabei die Handgelenke abwechselnd beugen und strecken.

18_
HINSETZEN UND AUFSTEHEN
Po, vordere Oberschenkel und unterer Rücken

Wie viele Beschwerden kommen daher, dass die Leute nur noch sitzen! Der Rücken wird krumm, der Bauch dick, der Hintern platt, die Beine kriegen Krampfadern, und ruckzuck sieht man aus wie sein eigener Opa. Aber – und hier kommt die gute alte Dialektik ins Spiel – Sitzen geht nicht, ohne sich hinzusetzen. Und wer sitzt, muss wieder aufstehen. Egal, ob im Meeting, in der Tram oder vom Klo: Sitzenbleiben ist keine Option. Und zwar – man merkt es schnell, wenn man diese Übung konsequent macht – Dutzende Male pro Tag.

Das Training dabei: Wir machen es auf einem Bein. Und zwar ohne Schwung, in Zeitlupe und mit Zwischenstopp. Wer sich so zum ersten Mal hinsetzt, merkt, was das für ein hochkomplexer Vorgang ist. Ungefähr so wie bei dem alzheimerkranken Vater in Jonathan Franzens *Die Korrekturen*.

— Wir stehen vor dem Sitzmöbel unserer Wahl, die Füße hüftbreit auseinander.

— Das rechte Bein gestreckt nach vorne vom Boden abheben.

— Mit der linken Hand die Stuhl- oder Sesselkante greifen oder, für Fortgeschrittene, die Arme nach vorne gestreckt halten.

— Spannung im Zentrum.

— Mit dem linken Bein ganz langsam ins Knie gehen, dabei den Po nach hinten führen.

— Oberkörper immer nach vorne geneigt, Rücken gerade.

— Wichtig: Das Knie des Standbeins bleibt über dem Fußgelenk, nicht seitwärts oder nach vorne ausweichen!

— Immer weiter runter, bis die Sitzfläche erreicht ist.

__ Zum Aufstehen strecken wir das linke Bein vor. Mit der rechten Hand dürfen wir uns wieder an der Sitzkante abstützen – oder wir schaffen es wie beim Hinsetzen auch freihändig mit den Armen nach vorne gestreckt. Dran denken: Beim nächsten Hinsetzen das Bein wechseln.

__ Für Profis: Kurz vor Erreichen der Sitzfläche bauen wir einen Zwischenstopp von zehn Sekunden ein.

__ Variante für Anfänger: Erst mal mit beiden Beinen, aber ohne Schwung probieren. Wenn man das langsam und ganz bewusst macht, ist es plötzlich nämlich auch nicht mehr so einfach und selbstverständlich. Und alles, was nicht selbstverständlich ist, ist gut!

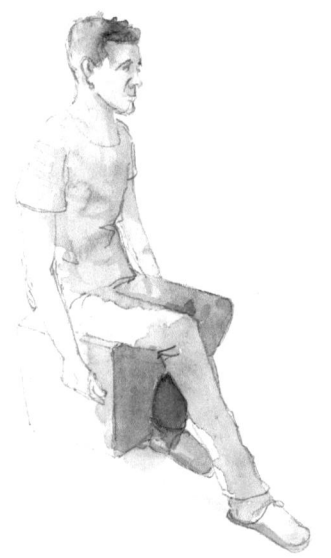
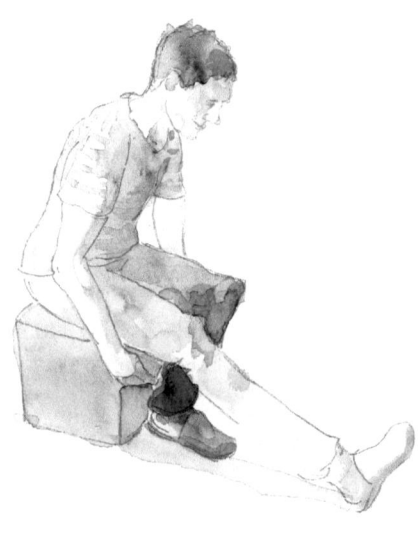

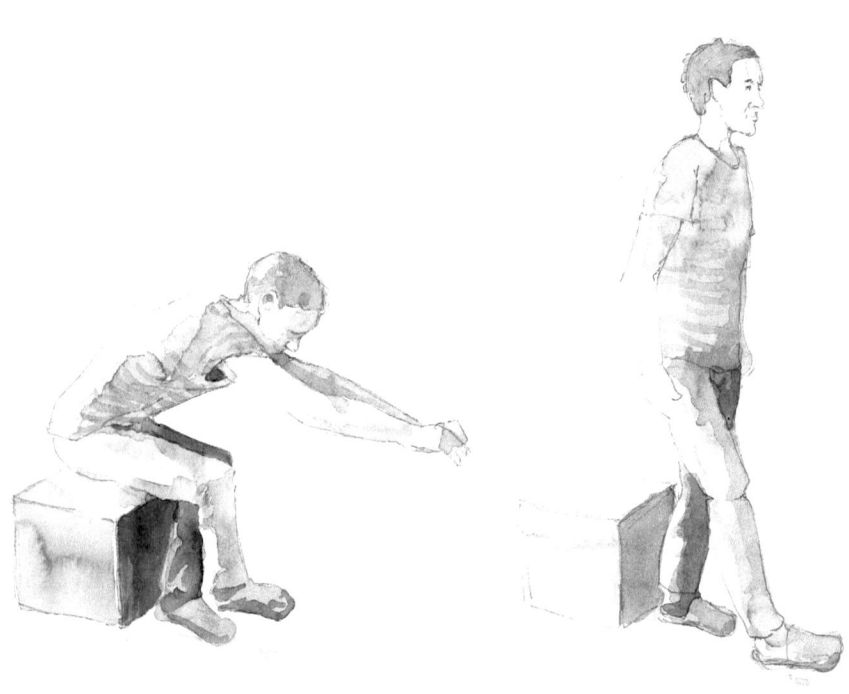

19_
KARTOFFELN SCHÄLEN

Vordere Oberschenkel, Po, Rumpf

Wer wie ich Mitte 40 ist und in Westdeutschland aufgewachsen, der erschaudert beim Namen Petrosilius Zwackelmann. Für einen Beutel Schnupftabak hat er den Kasperl gekauft. Jetzt hält der böse Zauberer ihn in einem finsteren Verlies gefangen, wo der Ärmste den ganzen Tag Kartoffeln schälen muss, denn die sind die Lieblingsspeise des Zauberers. Und die Schalen wegzuzaubern, so weit reicht die Magie nicht. Natürlich lässt Kasperl die Ohren nicht hängen und kann sich bald mit Hilfe einer Unke retten. Good for him! Wenn er beim Schälen immer unsere Übung gemacht hat, nimmt er aus der Kerkerhaft Oberschenkel wie ein Quarterback und einen Knackarsch mit. Aber davon schweigt Otfried Preußler. *Der Räuber Hotzenplotz* war die Saga meiner Kindheit, die ersten zwei Seiten kannte ich auswendig, so oft hat meine Oma sie mir vorlesen müssen. Damals hasste ich Kartoffeln, denn die gab es täglich. Heute ist es bei uns genauso, und hexen kann ich auch nicht.

_ Zum Kartoffelschäl-Workout geht man ein wenig (Anfänger) oder deutlich (Fortgeschrittene) in die Hocke.

_ Fußspitzen leicht nach außen, Fußsohlen gleichmäßig belasten.

_ Die ungeschälten Kartoffeln stehen auf dem Boden, sodass wir für jede eine Kniebeuge machen müssen.

_ Beim Schälen in der Hocke bleiben.

_ Kurz aufrichten, um die Kartoffeln in den Topf zu legen.

_ Wieder runter und die nächste ungeschälte Kartoffel aufpicken.

Wenn es für vier Leute reichen soll, kommt man schon ziemlich ins Schwitzen. Wer es noch anstrengender will, kann auf die Zehenspitzen gehen.

Ich benutze immer einen Sparschäler. Für alle anderen: Achtung, dass man sich vor lauter Anstrengung nicht in den Finger schneidet!

Nebenbei sorgt die Übung dafür, dass man den Rücken gerade lässt. Gerade beim Schälen und Schnippeln steht man ja oft sehr ungesund gebeugt.

Ich mache diese Übung bei allem, was es in der Küche zu schälen oder putzen gibt. Praktischerweise lässt sich die Anstrengung stufenlos regulieren, je nachdem, wie weit man runtergeht.

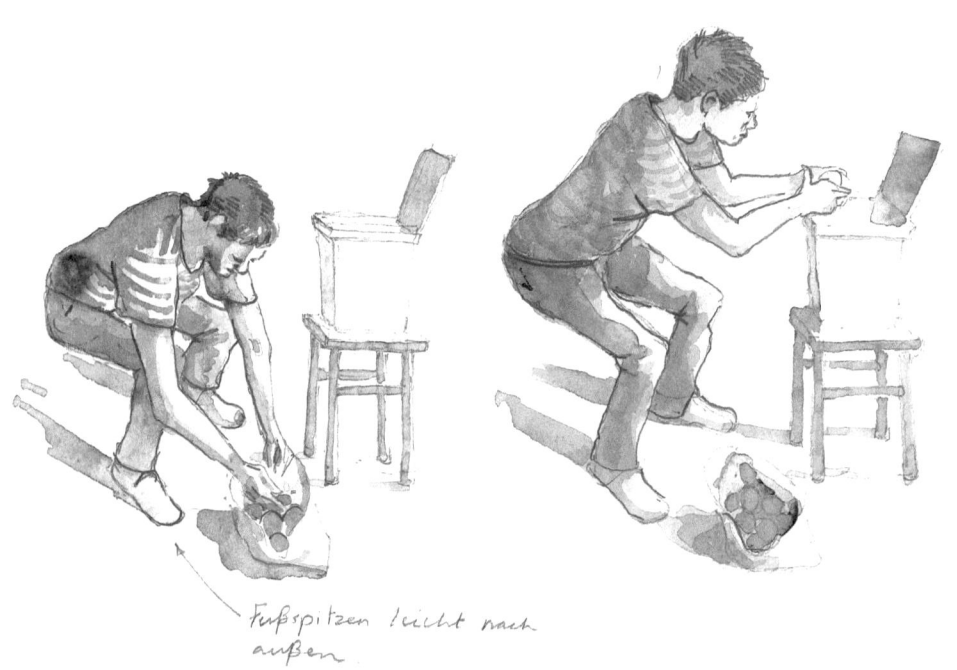

Fußspitzen leicht nach außen

ch gebe es zu: Ich habe 22 Jahre lang geraucht. Ich trinke abends gerne zwei Bier, und früher war ich mit hoher Geschwindigkeit im Berliner Nachtleben unterwegs. Aber mein Sohn Isidor ist ein Knuspermüsli-Junkie. Wenn man nicht aufpasst, schiebt er seinen Stuhl an den Küchentresen und versucht raufzuklettern. Kaum sitzt er am Tisch, streckt er sich nach der Packung und krächzt und schreit so lange, bis man ihm eine Handvoll in seine Schale schüttet. Egal, was es Leckeres zum Abendessen gibt und wie viel er davon isst – ohne Knuspermüsli geht nichts. Doch knuspert er jedes Körnchen mit der Kennermiene eines Kaviarverkosters? Weit gefehlt! Das meiste verteilt er großzügig auf Tisch und Fußboden, als wäre ich Doktor Oetker und mein Warenlager gleich nebenan. Man kann also nach jeder Mahlzeit die komplette Küche fegen. Zum Glück gibt es auch dafür eine Übung.

20_A_MIT DEM BESEN
Äußere und vordere Oberschenkel, Po

_ Wir stehen hüftbreit, die Beine leicht angewinkelt.

_ Den Besen nehmen wir in beide Hände und setzen weit rechts an.

_ Großer Ausfallschritt nach links und dabei den Besen am Boden mitführen.

_ Achtung: Das Knie des linken Beines bei der Landung über dem linken Fuß halten und den Fuß dabei leicht nach außen rotieren.

_ In die Ausgangsposition zurückfedern.

_ Jetzt den Besen eine Besenbreite weiter vorne ansetzen und den

Ausfallschritt mit der Fegebewegung wiederholen. Dabei muss man sich also etwas strecken.

Wir machen so lange weiter, bis der Oberkörper nach vorne geneigt werden müsste, dann Seitenwechsel: Das linke Bein bleibt stehen, das rechte geht in den Ausfallschritt. So fegen wir munter durch den ganzen Raum. Wischen geht auf diese Art natürlich auch, wenn man nicht allzu dolle schrubben muss.

20_B_MIT DEM HANDFEGER

Gesamte Streckmuskulatur: hintere Oberschenkel, Po und unterer Rücken

Was man zusammengefegt hat, muss man auch aufheben, und zwar mit der sogenannten Rumänischen Kreuzhebe, die wir schon vom Aufräumen kennen (Übung 1).

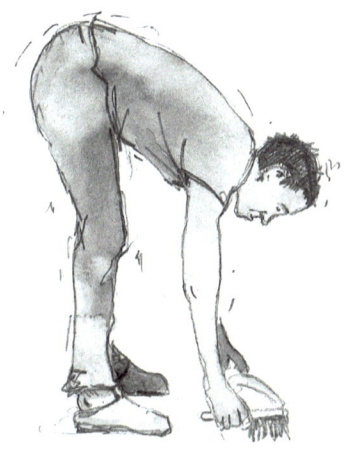

__ Wir gehen mit geradem Rücken und nur ganz leicht angewinkelten Knien nach unten.

__ Brustbein raus, Hohlkreuz halten, auffegen.

__ Achtung: In dieser Position nicht seitlich rumhampeln, das kann auf die Bandscheiben gehen! Also besser vorher alles schön auf einen Haufen kehren.

21__
KINDERWAGEN SCHIEBEN

er Mensch ist nicht zum Joggen gemacht.» Sagt Balz. Ich habe mir extra nochmal sein Okay geholt, dass ich ihn damit zitieren darf. Denn zu dieser Frage haben in den vergangenen Jahrzehnten sicher erbitterte Glaubenskriege stattgefunden. Ich persönlich finde Joggen ein bisschen langweilig. Die Kinder müssen immer erst überredet (Raphael) beziehungsweise unter erbittertem Geschrei (Isi) in den Wagen gepackt werden, Hoftür aufmachen und wieder zu, Flügeltür vorne aufmachen und wieder zu, und wenn sie unterwegs nicht einschlafen und keine Lust mehr haben, ist man gelackmeiert. Da ist es praktischer, die Wege, die man ohnehin ständig zurücklegen muss, nach bester Hopmop-Manier zur Übung zu machen. Da Kinder ja grundsätzlich denken, dass alles für, wegen oder gegen sie stattfindet, hat das gleich noch den Vorteil, dass man für Eins-a Unterhaltung sorgt, wenn man sich zum Affen macht. Und wem Hopmop sonst in der Öffentlichkeit peinlich ist, der hat in diesem Fall eine gute Ausrede für sein Gehüpfe – man ist eben einfach ein herrlich verrückter Vater!

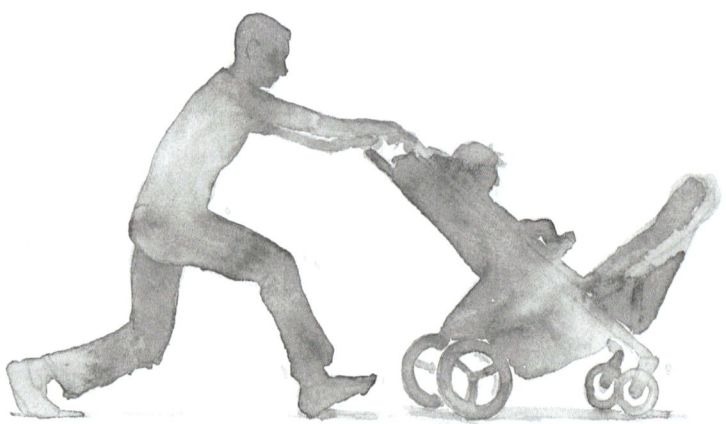

21_A_DER VERRÜCKTE

Alle Beinmuskeln und hinterer Rumpf

_ Bei dieser Übung laufen wir komplett in großen Ausfallschritten, ohne uns dabei wieder ganz aufzurichten. Wir bleiben also die ganze Zeit mit dem Po tief, als gingen wir durch einen Tunnel, der nur einsdreißig hoch ist. Sehr, sehr anstrengend!

21_B_DER TOTAL VERRÜCKTE

Alle Beinmuskeln, hinterer Rumpf und zusätzlich noch die Muskeln um die Sprunggelenke

_ Noch anstrengender! Zusätzlich zum Laufen im Ausfallschritt bauen wir zu jedem Schritt noch einen Sprung ein, bei dem wir in der Luft die Beine wechseln.

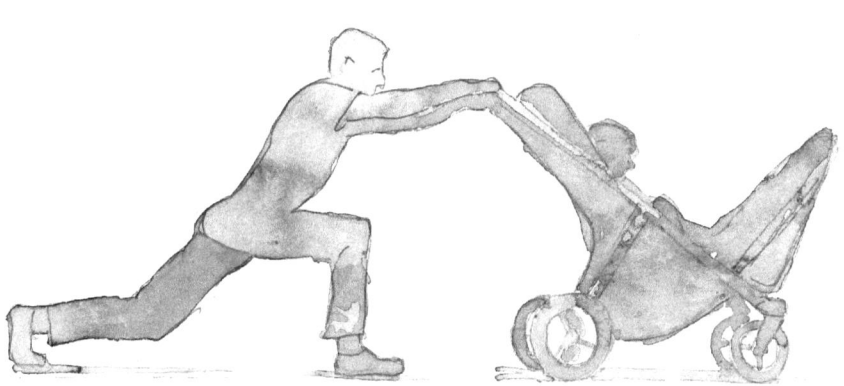

22__

KLO PUTZEN

Gesamte Bein- und die Rückenstreckmuskulatur, Po

Früher zerteilte man das Schwein mit großen Messern bei Tisch, aß mit den Händen, und selbst der berühmte Humanist Erasmus von Rotterdam warnt in seinem Benimm-Buch *De civilitate morum puerilium* von 1530 noch davor, die Finger in die Sauce zu tunken und dann abzulecken. Nachzulesen in Norbert Elias' Buch *Über den Prozess der Zivilisation*. Wer mit kleinen Kindern lebt, kann diesen Prozess quasi als Makrokosmos beobachten: Manschepampe beim Essen, Pipikackamagendarm und langes Mäandern in einer unappetitlichen Grauzone zwischen oraler und analer Phase – da lebt es sich als Erwachsener besser, wenn man die eigenen Standards vergisst. Dann kann man auch mal verwinden, im eigenen Schlafzimmer in einen Scheißhaufen zu treten oder im großen Saal des Papstpalasts in Avignon eine Windel zu wechseln. Immerhin: Laut Elias waren seinerzeit ganz andere Sachen Usus!

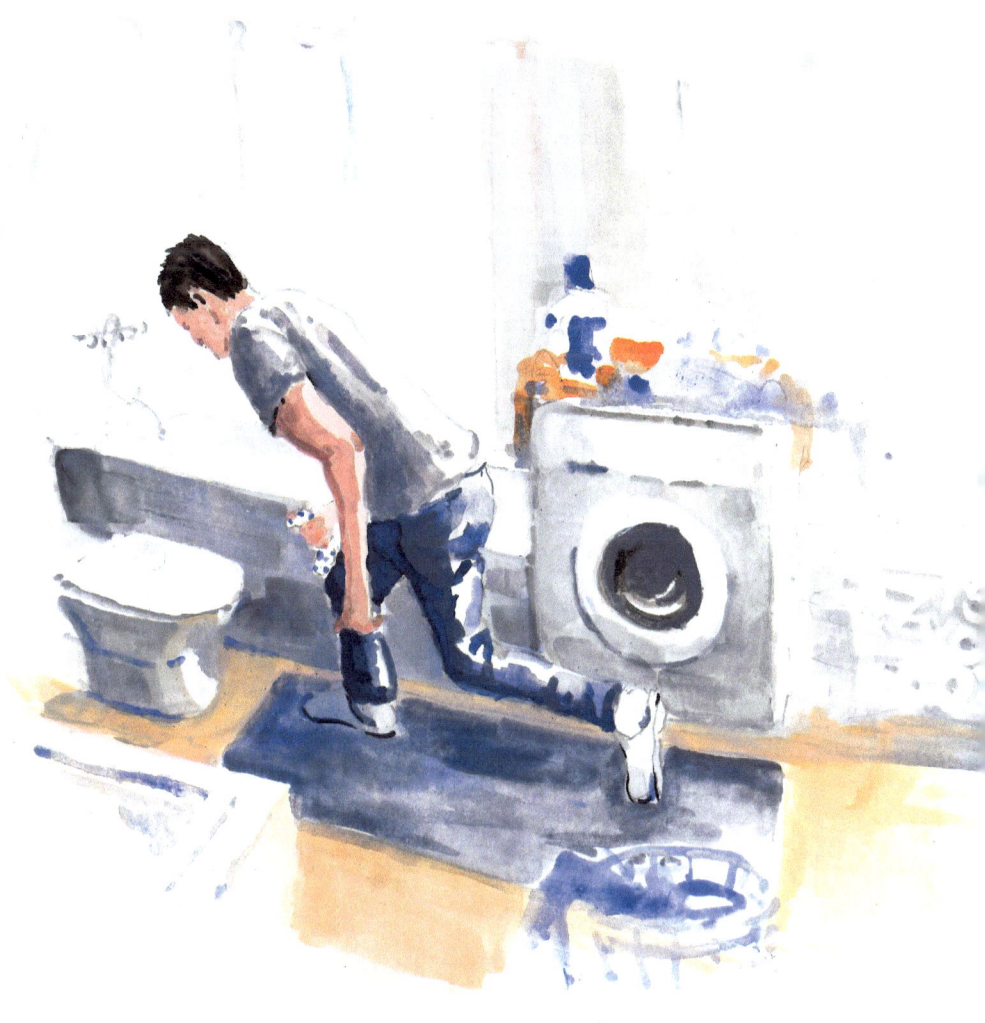

84 — Wir stehen auf einem Bein und beugen uns mit geradem Oberkörper nach vorne.

— Das Standbein dürfen wir im Knie leicht beugen, das andere strecken wir gerade nach hinten weg.

— Jetzt putzen wir erst mal den Deckel.

— Bei Bedarf halten wir uns mit der freien Hand, aber nicht abstützen!

— Wenn der Deckel fertig ist: aufrichten, kurz mit dem freien Fuß neben dem anderen auftippen, gleich wieder runter, Deckel hoch und die Klobrille putzen.

So machen wir immer weiter, bis wir uns am Ende zum Sockel runterbücken müssen. Nicht vergessen: Zur Halbzeit das Standbein wechseln!

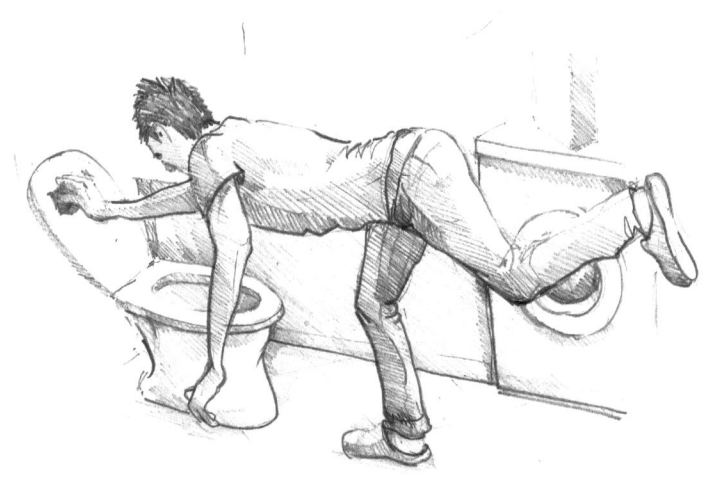

Zum Thema Sixpack: Ohne uns!

*E*s ist gut möglich, dass Michelangelo mit seinem David den modernen Sixpack erfunden und damit Unglück über weite Teile der männlichen Menschheit gebracht hat. Drei Jahre, von 1501 bis 1504, arbeitete der Künstler an seiner Monumentalskulptur – ein Klacks verglichen mit der Zeit, die viele Fitness-Fanatiker für ihr Waschbrett aufwenden. Dabei hat der Marmorbauch noch den Vorteil der Dauer, während schon ein einziger Nachtisch in natura die Proportionen von geradem Bauchmuskel und Zwischensehnen empfindlich stören kann. Natürlich ist es schön, wenn auch hier das Leben die Kunst imitieren will, noch dazu, da so ein Bauch zu nichts gut, also im reinsten Sinne *l'art pour l'art* ist. Wir aber haben für so etwas keine Zeit. Die Bauchmuskeln sollen uns aufrecht halten, den Rücken gegenbalancieren und mit ihren Powerzellen die ein oder andere Kalorie fressen, die angeschwommen kommt. Alles andere überlassen wir gerne Fitness-Models, die dafür bezahlt werden, oder Grafikern, die das auch mit Photoshop können.

23__
KÜCHENFLÄCHEN WISCHEN
Lang anhaltende Widerstandsfähigkeit der Beinmuskulatur

Dass meine Eltern alt wurden, wurde mir klar, als ich einmal für ein paar Tage alleine bei ihnen im Haus war. Sonst herrschte bei meinen Besuchen zwangsweiser Full Service. Jetzt kochte ich zum ersten Mal seit Ewigkeiten selbst und räumte auf. Die Hälfte der Sachen im Kühlschrank war lange abgelaufen, in Mehl und Semmelbröseln saßen die Motten, alles klebte. Meine Mutter war seit meiner Geburt Hausfrau, Waschbecken und sämtliche Küchenflächen wurden täglich gewischt. Ich machte mich ans Werk, mistete aus, putzte und machte sauber. Triumphierend präsentierte ich meinen Eltern bei ihrer Rückkehr meine Heldentat. Und stieß auf Unverständnis. Konnte nicht sein, habe man nicht gemerkt. Und die abgelaufenen Sachen waren doch trotzdem noch gut.

«Das geht doch so nicht!», hätte ich gern gerufen. Ich wollte meine alte Pico-Bello-Mama zurück. Aber die war weg beziehungsweise hatte sich in eine altersmilde Schlunzel verwandelt, die halbe Nachmittage verschlief und Fertiggerichte bei Bofrost bestellte. Irgendwas stimmte da nicht mehr.

Diese Übung ist sehr leicht zu verstehen, wenn man sich vorstellt, dass Rosi Mittermaier während der Aufzeichnung ihrer TV-Skigymnastik in den Siebzigern ganz dringend aufs Klo musste. So soll es nämlich am Ende aussehen:

__ Wir starten in der Hocke, Blick nach vorne, und fangen an, so schnell es geht, mit den Füßen zu trippeln. Dabei wischen wir Fläche A.

__ Fertig oder Lappen schmutzig? Dann hüpfen wir seitlich zu Fläche B beziehungsweise zum Waschbecken. Und so weiter.

_ Achtung: Dabei in den Knien immer tief bleiben!

Sternchen: Es ist eine hübsche Extra-Herausforderung, trotz des hektischen Getrippels beim Wischen ruhig zu bleiben.

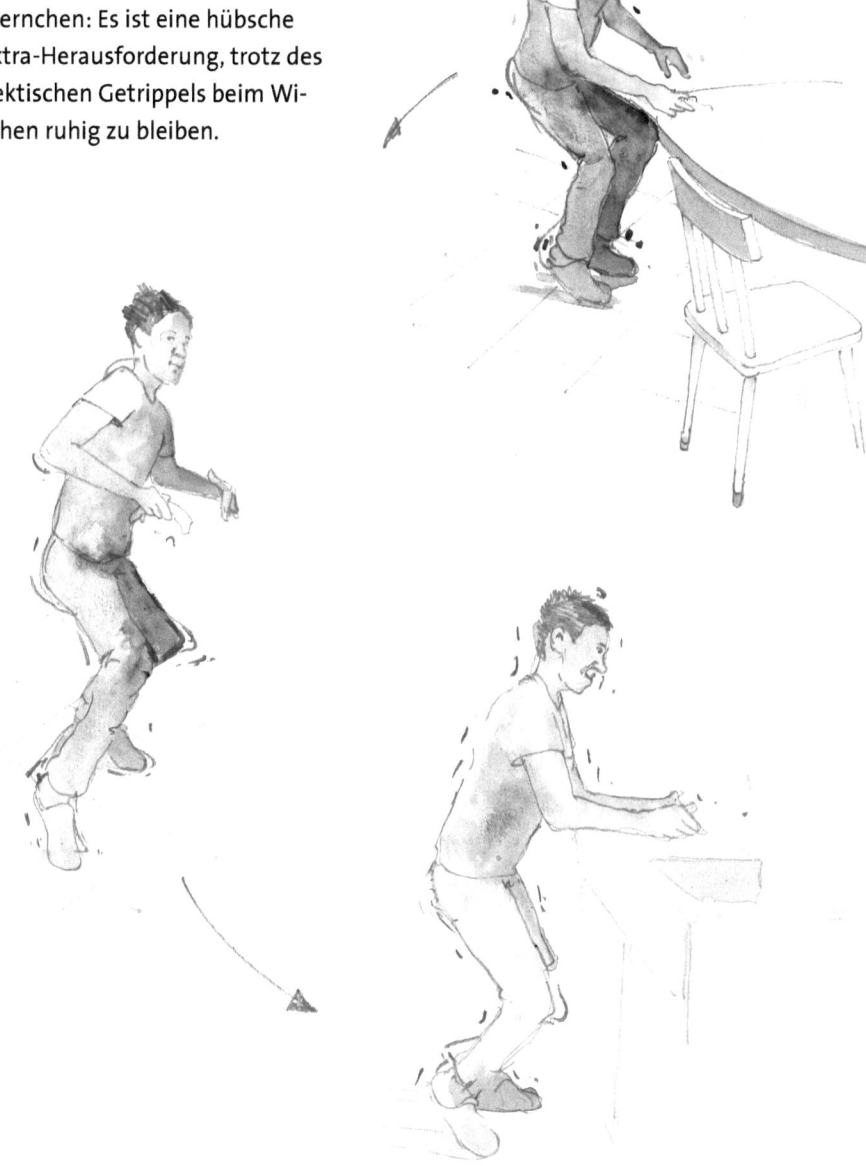

24_
KÜHLSCHRANK EINRÄUMEN

Ganzkörperübung: vordere Oberschenkel, Po, ganzer Rücken und vorderer Schultermuskel

*E*inige Übungen in diesem Buch darf ich nicht machen, sonst gibt es Stress. Beim Wäscheaufhängen wirft Anke mir mangelnde Sorgfalt vor, Waschmaschine ausräumen trifft es als benachbarte Tätigkeit auch. Kühlschrank einräumen steht auf der Kippe. Wahrscheinlich liegt es daran, dass Anke auf einem mathematisch-naturwissenschaftlich-technischen Spezialgymnasium war und heute Wissenschaftsjournalistin ist. Jedenfalls begreift sie es als eine Art 3-D-Tetris: Sie kann eine Viertelstunde vor dem offenen Kühlschrank darüber brüten, wie die geometrische Vielfalt von Streichcreme- und Butterverpackungen, Weichkäsen, Tupperdosen, Joghurtbechern und Marmeladengläsern am effizientesten untergebracht werden kann. Wenn man etwas sucht, braucht man eine Google-Brille, die den Kühlschrank röntgt. Ich bin Anhänger einer undogmatischen 3-Fächer-Stopfmethode: Neu unten, angebrochen in der Mitte, Gläser und Becher oben. Das geht schneller, und man kann dabei Hopmop machen.

24_A_IM AUSFALLSCHRITT

_ Unsere Einkäufe stehen in zwei Taschen links und rechts von uns.

_ Jetzt gehen wir etwa eine Armlänge vor dem geöffneten Kühlschrank mit dem linken Bein in einen tiefen Ausfallschritt, Unter- und Oberschenkel bilden einen rechten Winkel.

_ Mit aufgerichtetem Oberkörper nach rechts rotieren und die erste Tasche ausräumen. Achtung: Hüfte, Beine und Füße bleiben fix!

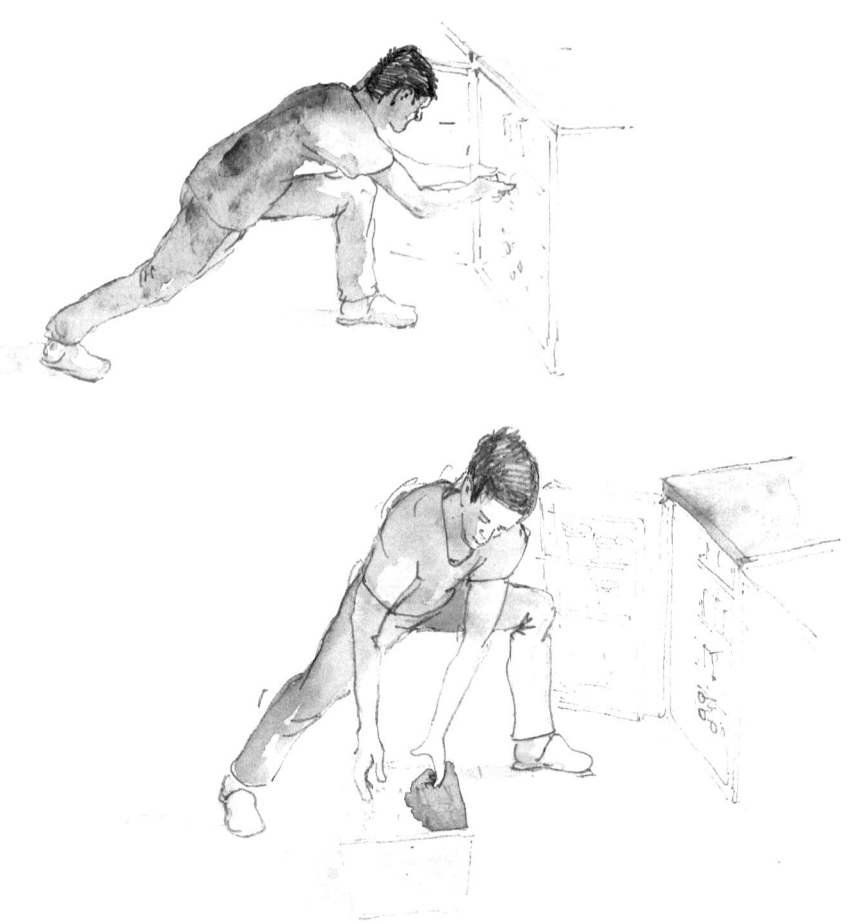

So haben wir neben dem Training für den Oberschenkel gleich noch eine Dehnung im Rumpf eingebaut. Wenn die Tasche leer ist, Bein wechseln und auf der anderen Seite das Gleiche wiederholen.

24_B_IN DER HOCKE

Zur Abwechslung oder für Leute mit kleiner Küche:

__ Wir stellen die Einkäufe auf oder über dem Kühlschrank ab.

__ Dann nehmen wir ein Stück nach dem anderen und räumen es unten ein, indem wir langsam und sauber in die Hocke gehen.

__ Dabei wie immer: Knie über den Füßen, Brustbein raus, Po nach hinten schieben.

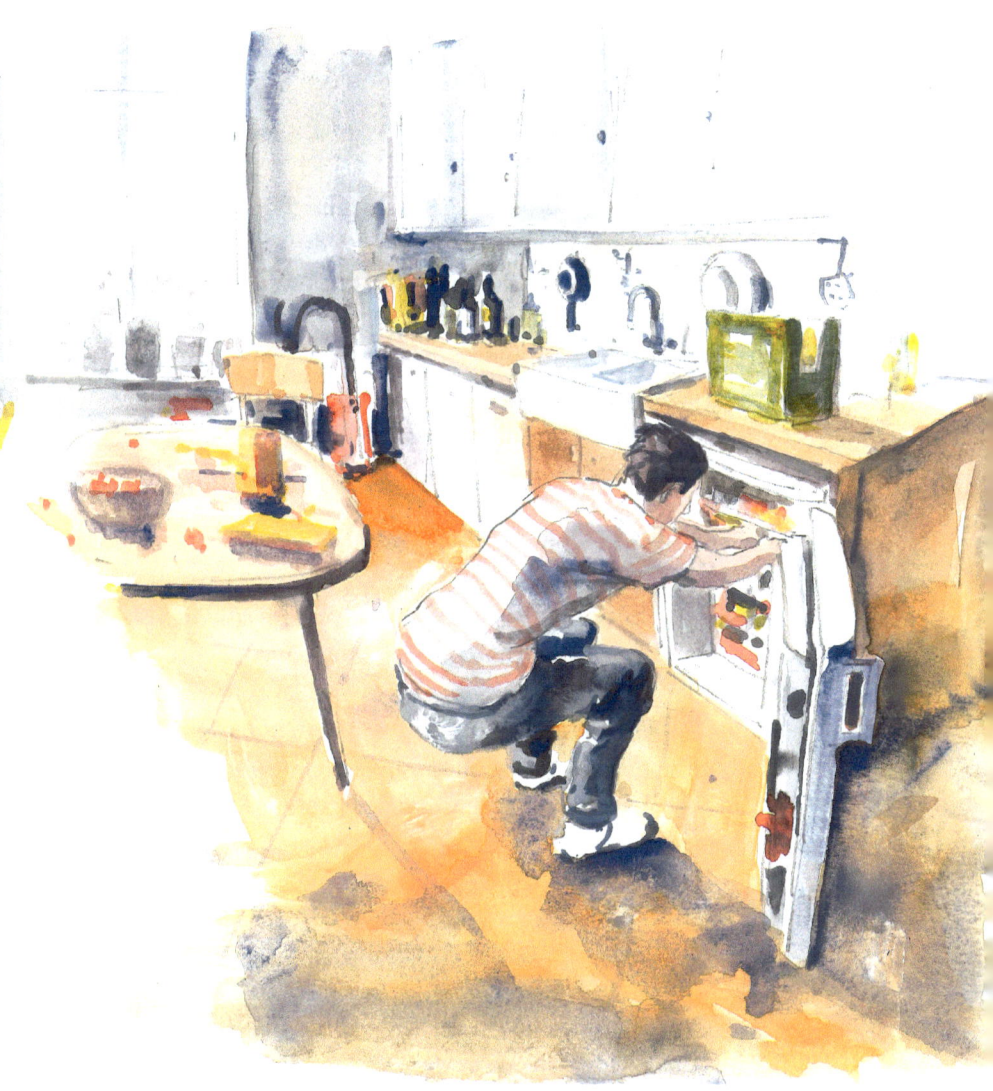

25_
MATRATZEN WENDEN

Po, vordere Oberschenkel, vordere Schultern

Als alter Umweltfreund freut man sich ja erst mal über alles, was zyklisch und nachhaltig ist. Zum Beispiel die menschliche Haut: Erneuert sich circa einmal im Monat komplett selbst, ohne dass wir es merken. Verrückt, diese Natur, einfach toll. Ein Wunder! Wenn es allerdings konkret an die Vorstellung geht, dass Millionen von Milben in Betten und Heimtextilien gemütlich an den 14 Gramm Hautschuppen herumknuspern, die wir pro Tag abstoßen, und uns anschließend die Bude vollkacken, wünscht man sich schnell mal Meister Proper und Danny Domestos mit der Chemiekeule auf Hausbesuch. Aber es geht auch konventionell.

Über die Segnungen des Bettenausschüttelns wurde an anderer Stelle schon geschrieben. Und auch das Staubsaugen halten wir hoch im Kurs. Aber Achtung! Wem das Schicksal ein böses Gesicht zeigt und ihn deshalb zum Hausstauballergiker gemacht hat, der ist hier schlecht beraten: Denn beim Saugen wird erneut Staub aufgewirbelt, und wenn man nicht einen teuren Allergiker-Staubsauger mit Extra-Filter hat, pustet der hinten wieder jede Menge Partikel raus (schon wieder so ein Zyklus). Hatschi! Das Beste ist also: Raus damit an die frische Luft! Zumindest bei Teppichen und Matratzen lässt sich das gut machen. Letztere sollte man ja sowieso regelmäßig wenden:

__ Wir heben die Matratze aus der Hocke mit gestreckten Armen hoch, bis sie auf der flachen Querseite steht. Unsere Matratzen haben dafür praktischerweise Griffe.

__ Weil es so schnell ging und Spaß macht, gleich noch mal und noch mal. Aber mitzählen, damit die Matratze am Ende nicht wieder auf der gleichen Seite liegt.

__ Dann umwenden.

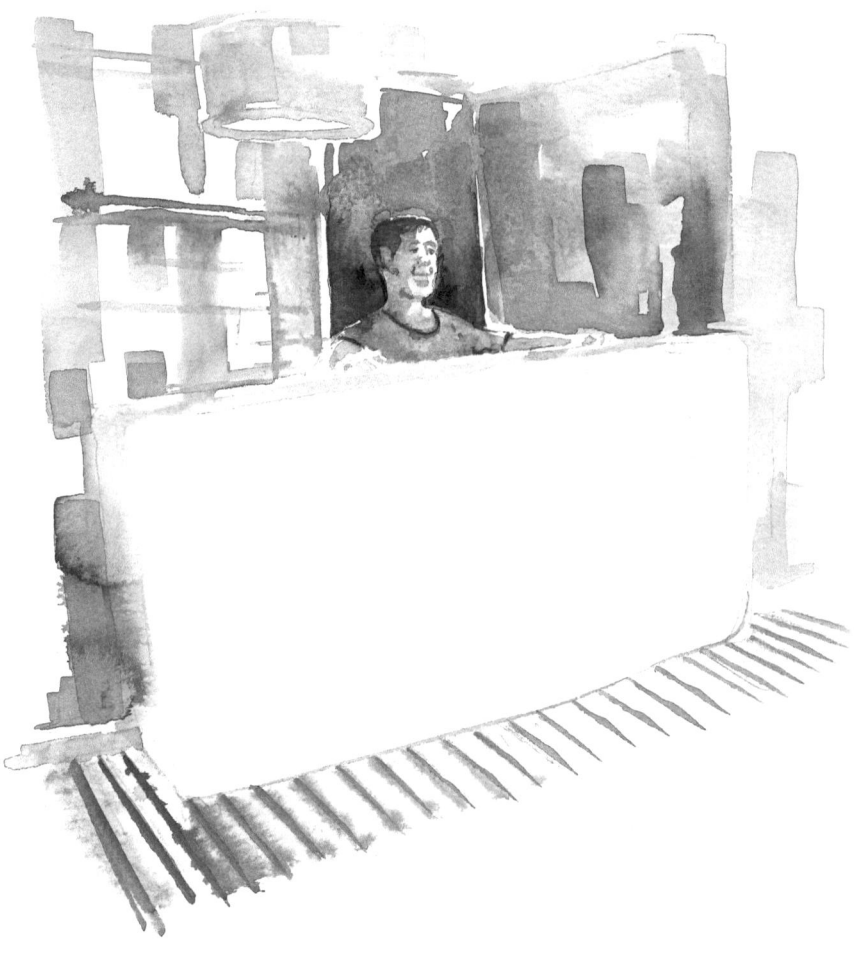

25_B_UM DIE Y-ACHSE

__ Um die Matratze der Länge nach zu wenden, heben wir sie genau wie eben hoch.

__ Dann mit einer Hand die Matratze von unten greifen und über den Kopf schwingen.

Vorsicht mit Deckenlampen! Einmal drehen. Und wieder absetzen.

__ Achtung: Der Oberkörper dreht sich nicht.

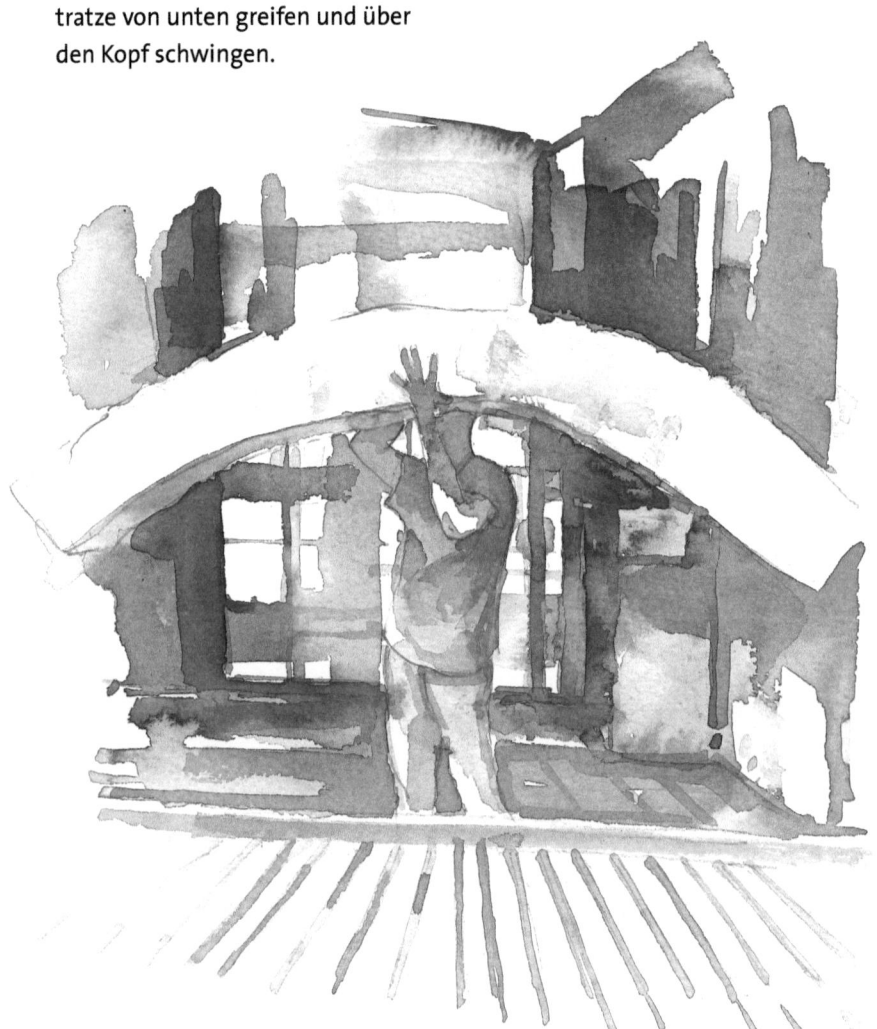

26—
MÜLLBEUTEL AUFPUSTEN
Atemmuskulatur, insbesondere Zwerchfell

Auch tipptopp durchtrainiert macht es am Strand nicht viel her. Dafür hilft es, wenn man den älteren Sohn gegen Brandung, johlende Volleyballer und kreischende Kinder vom Wasser wegrufen muss, wo er sich gerade ertränken will: Unser Zwerchfell ist das Aschenputtel unter den Muskeln. Es liegt direkt unterhalb der Lungen und des Herzens und trennt die Brusthöhle von der Bauchhöhle ab, ähnlich wie eine Malerplane. Das Zwerchfell ist *der* Atemmuskel: Wenn es sich zusammenzieht, bewegt es sich nach unten, also Richtung Popo. Dadurch wird Platz in der Brusthöhle frei, und der will gefüllt werden – mit Luft. Die strömt durch Mund oder Nase ein und füllt unsere Lungen. Das sind nämlich einfach nur zwei schlappe Säcke, die ringsum an der Innenwand des Brustkorbs – und eben am Zwerchfell – kleben, wie nasses Laub an einer Fensterscheibe. In den Lungen verteilt sich die Luft über die feinsten Verästelungen des Bronchialbaums bis in die Lungenbläschen, auch Alveolen genannt. Um in der Baummetapher zu bleiben: Die Alveolen sind die Baumkronen eines kleinen Regenwalds und dafür zuständig, dass der frische Sauerstoff auch in unser Blut kommt. Dabei ist dieser Wald gar nicht sooo klein: Die 300 Millionen Alveolen in unserer Lunge haben eine Gesamtoberfläche von circa 90 Quadratmetern. Wenn der Sauerstoff von den Alveolen in die umgebenden Blutgefäße gewandert ist, kann die Luft wieder raus: Das Zwerchfell entspannt sich und federt wieder hoch. Dabei verringert sich die Größe der Brusthöhle und die Luft strömt aus.

Um genau zu sein, sind neben dem Zwerchfell auch noch die Rippen und – unter extremer Belastung – die Schultern an der Atmung beteiligt. Vor allem bei großer Anstrengung arbeiten alle drei Systeme zusammen.

Aber das Zwerchfell lässt sich am effektivsten beeinflussen. Mit einer guten Zwerchfellatmung können wir auf zwei Drittel des Lungenvolumens zugreifen. Das sind beim Erwachsenen sechs bis sieben Liter. Zwei Drittel von sechs Litern = vier Liter – ziemlich viel, wenn man bedenkt, dass wir mit einem normalen Atemzug gerade mal 500 Milliliter Luft aufnehmen.

Für gewöhnlich strengt uns das Atmen nicht an. Trotzdem hat hoffentlich jeder schon mal einen Zwerchfellmuskelkater gehabt: wenn man sich so richtig totgelacht hat. Lachen ist nämlich eine Art ESM-Training für das Zwerchfell. Wie alle Muskeln kann das Zwerchfell aber auch untrainiert, schlapp oder müde sein. Dann ist man es meistens selbst. Aber auch die Stimme ist dann schlapp und leise – nicht umsonst trainieren Sprecher und Sänger die Zwerchfellatmung gesondert. Wer schon mal Bach im Chor gesungen hat und es irgendwann schafft, die endlosen Phrasen des Meisters auf einen Atemzug zu singen, der hat auch besser Puste, wenn er nach der Probe nach Hause radelt.

Demosthenes, der berühmteste Redner der griechischen Antike, übte noch, indem er gegen die Brandung andeklamierte. Wir haben dafür heute Müllbeutel. Die muss man sowieso fast täglich wechseln, und dabei kleben die Seiten immer so doof aneinander.

__ Für unsere Übung öffnen wir die Mülltüte nur ganz leicht und blasen dann so stark wir können hinein, als wollten wir eine Kerze am anderen Ende des Raumes auspusten.

__ Achtung: Zum Atemholen Mund weg von der Tüte! Nicht dass jemandem schwarz vor Augen wird.

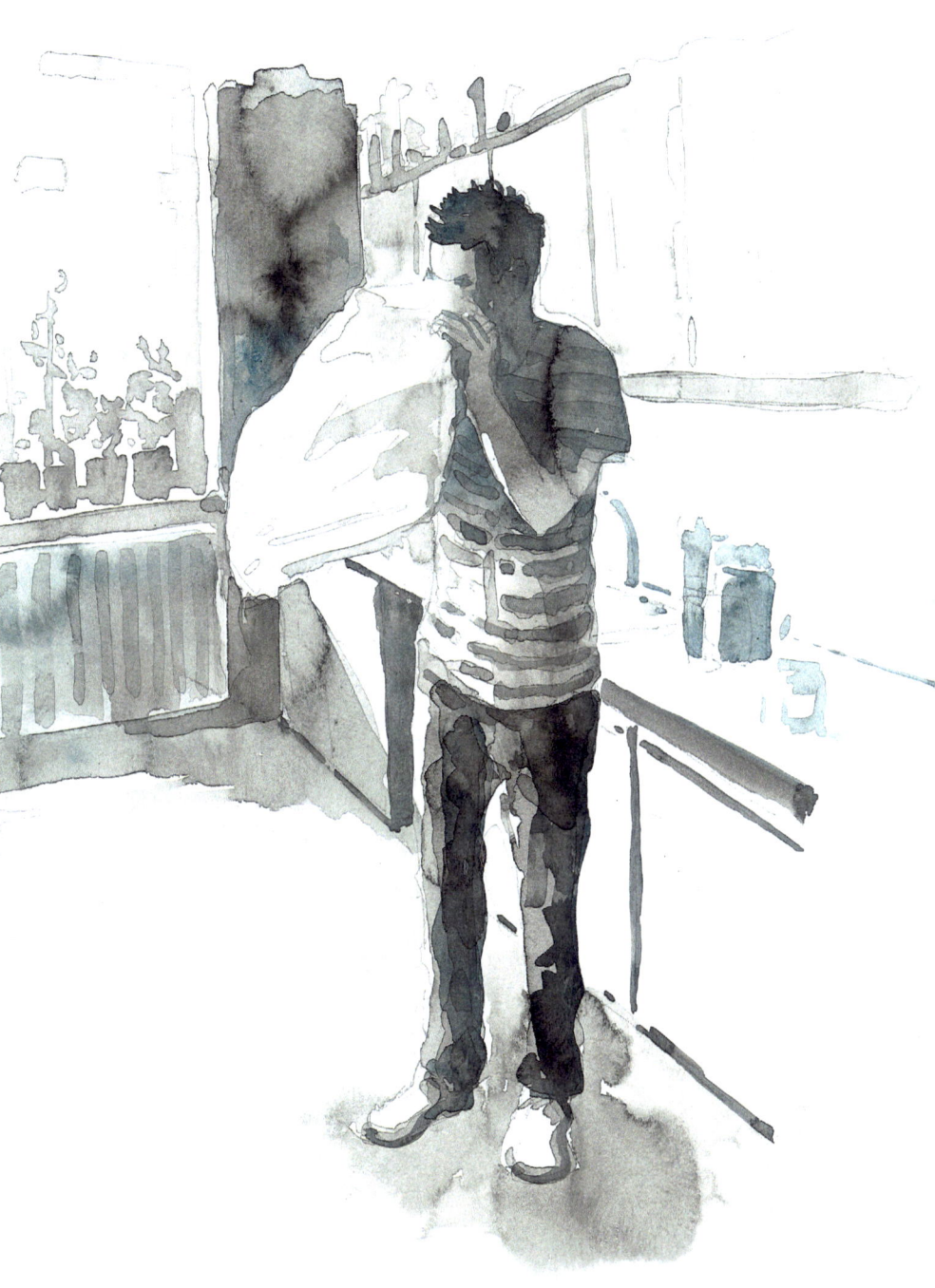

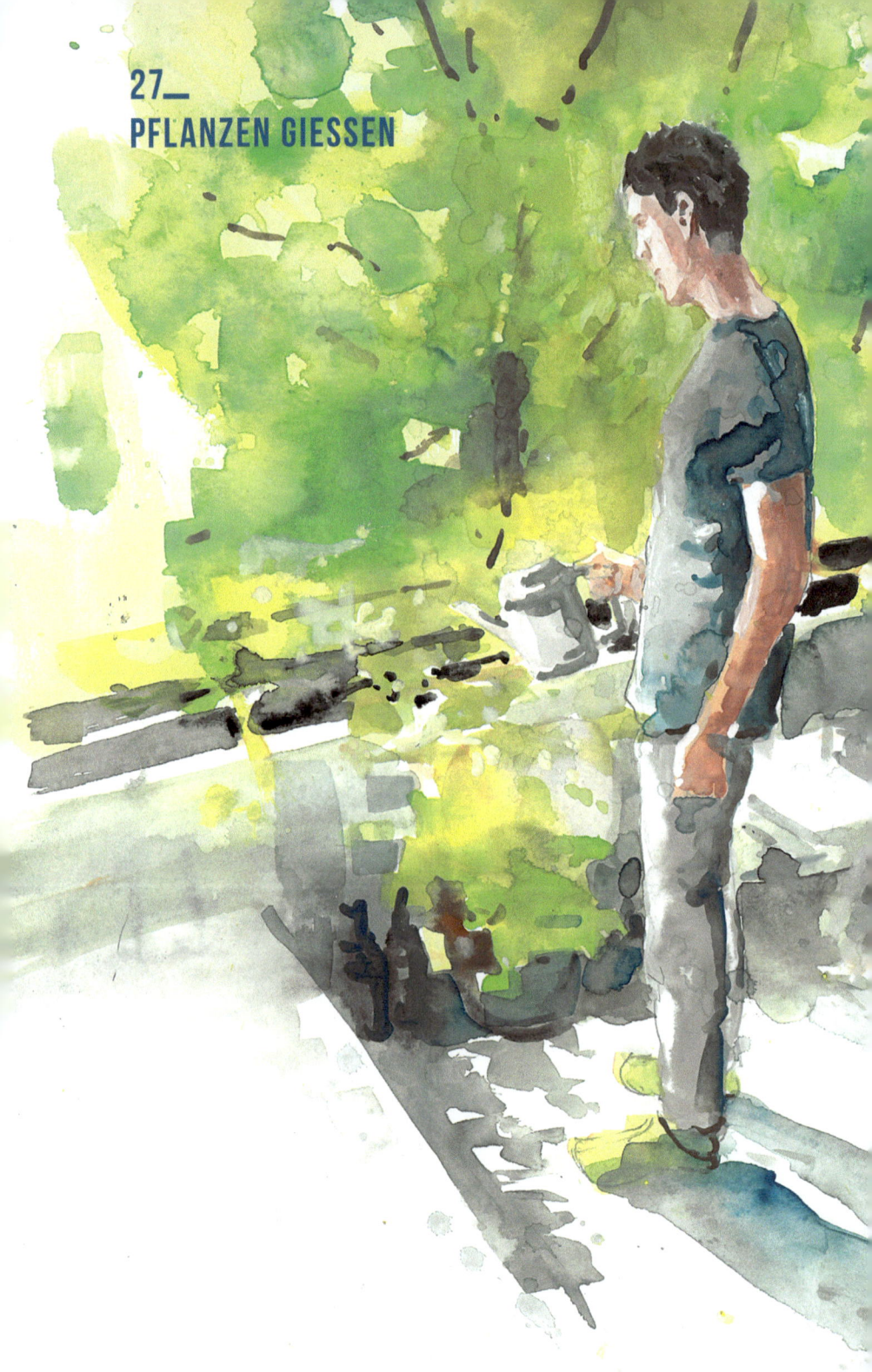

27—
PFLANZEN GIESSEN
Oberer Rücken, unterer Rücken, Bizeps

Um festzustellen, dass wir in Zeiten allgemeiner Verunsicherung leben, muss man nicht Freiberufler oder Wahlforscher sein. Es reicht, «Blumen gießen» zu googeln. Während meine Mutter den einfachen Tipp hatte «Halt dein Fingerchen rein und guck, ob's feucht ist», finden sich 440 000 Treffer. Vermutlich gibt es auch Volkshochschulkurse und Personal Trainings zu dem Thema. Feuilletonistisch gesagt: Anstatt am eigenen Leibe die Erfahrung zu machen, begegnet der moderne Mensch Unsicherheit rationalisierend und schafft damit Distanz. Die bringt ihm aber auch keine Sicherheit. Oder er bekennt seine Hilflosigkeit offen und streckt das Händchen aus, damit man ihn führt. Das wäre jedem Dreijährigen peinlich! Also, auch wenn ich Herbert Grönemeyer ganz schrecklich finde: «Kinder an die Macht!» und einfach mal in den Matsch gepackt.

Ich habe mich selbst beim Wort genommen und das Gießen zur Familienaction erklärt. Hinterher schwimmt der Balkon, die Blumen haben entweder einen Fingerhut oder einen knappen Hektoliter Wasser abbekommen, und die Kinder sehen aus wie nach einer Fango-Packung. Aber dafür gibt es in diesem Buch ja Übungen. Wer es alleine auf den Balkon schafft, kann beim Blumengießen auch hopmoppen. Und zwar so:

Je nachdem wie stark wir schon sind, machen wir die Kanne voll oder nicht ganz voll. Unsere fasst acht Liter, das ist schon eher was für die Geranien von Silvester Stallone. Je schwerer, desto mehr wird auch der Bizeps trainiert.

__ Leicht in die Hocke gehen.

__ Rücken wie immer gerade, Brustbein raus.

__ Oberkörper nach vorne beugen.

__ Arm stark anwinkeln.

__ Halten und gießen. Nach der
Hälfte den Arm wechseln.

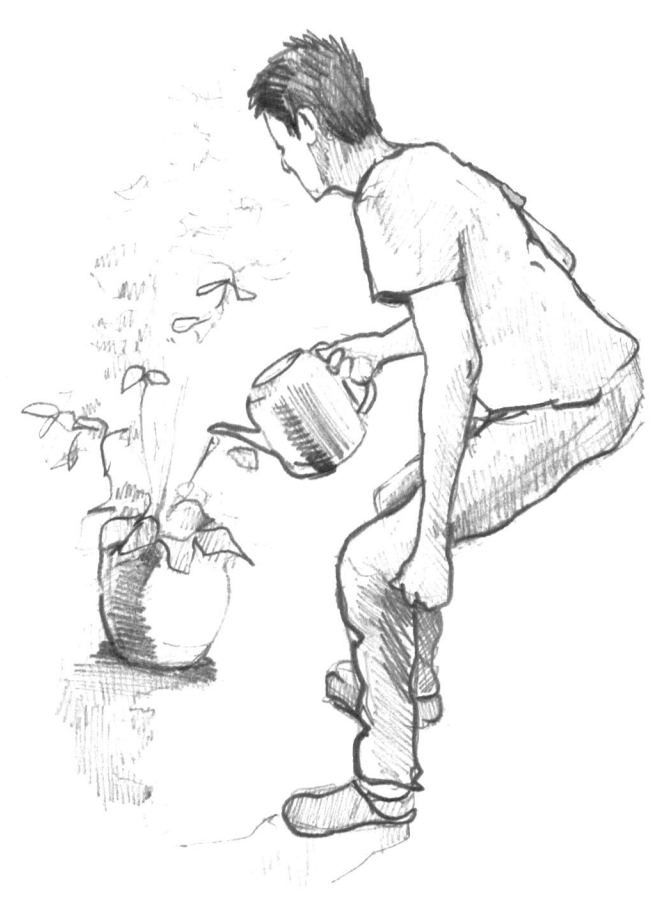

28_
SMALLTALK

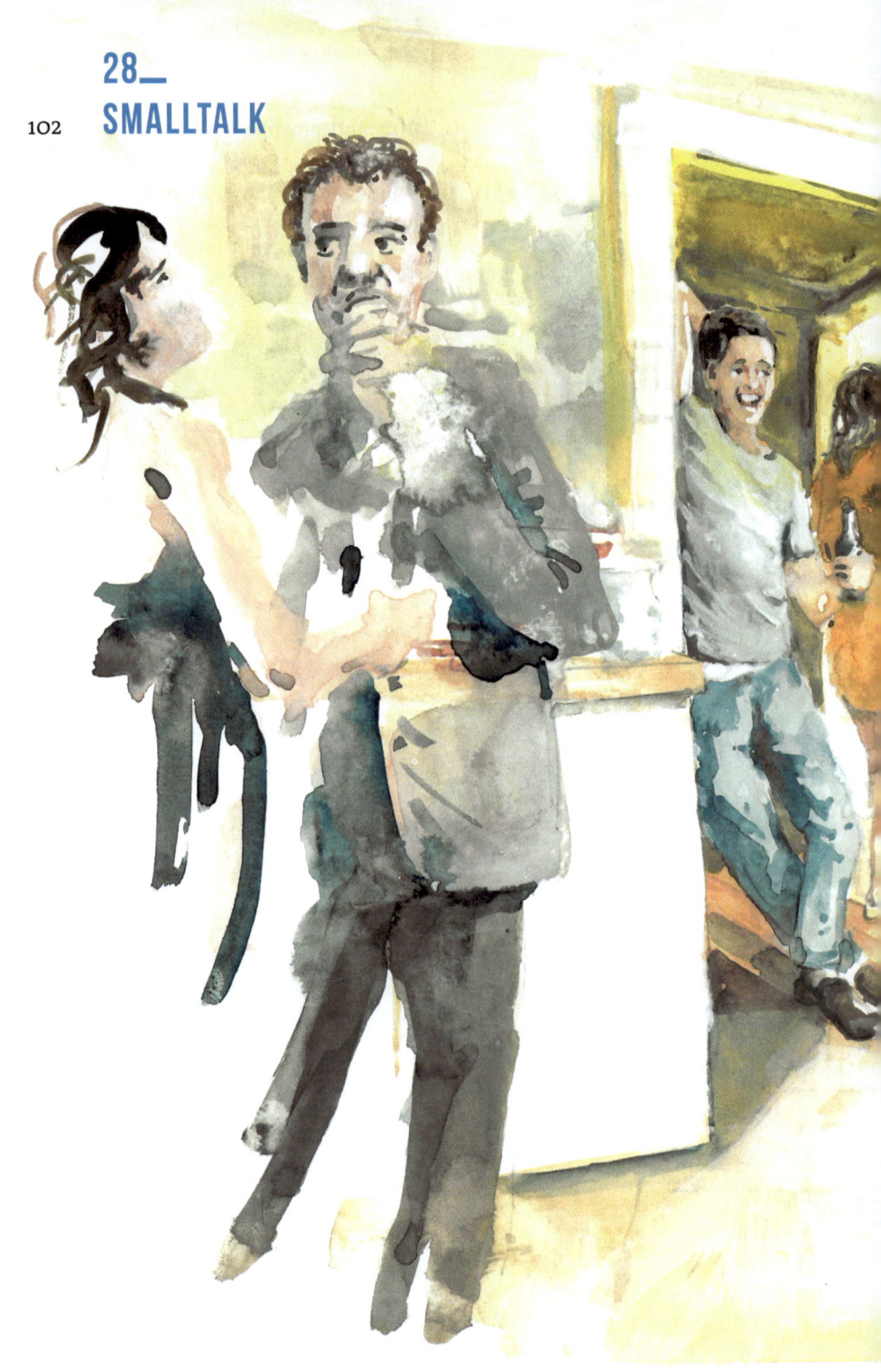

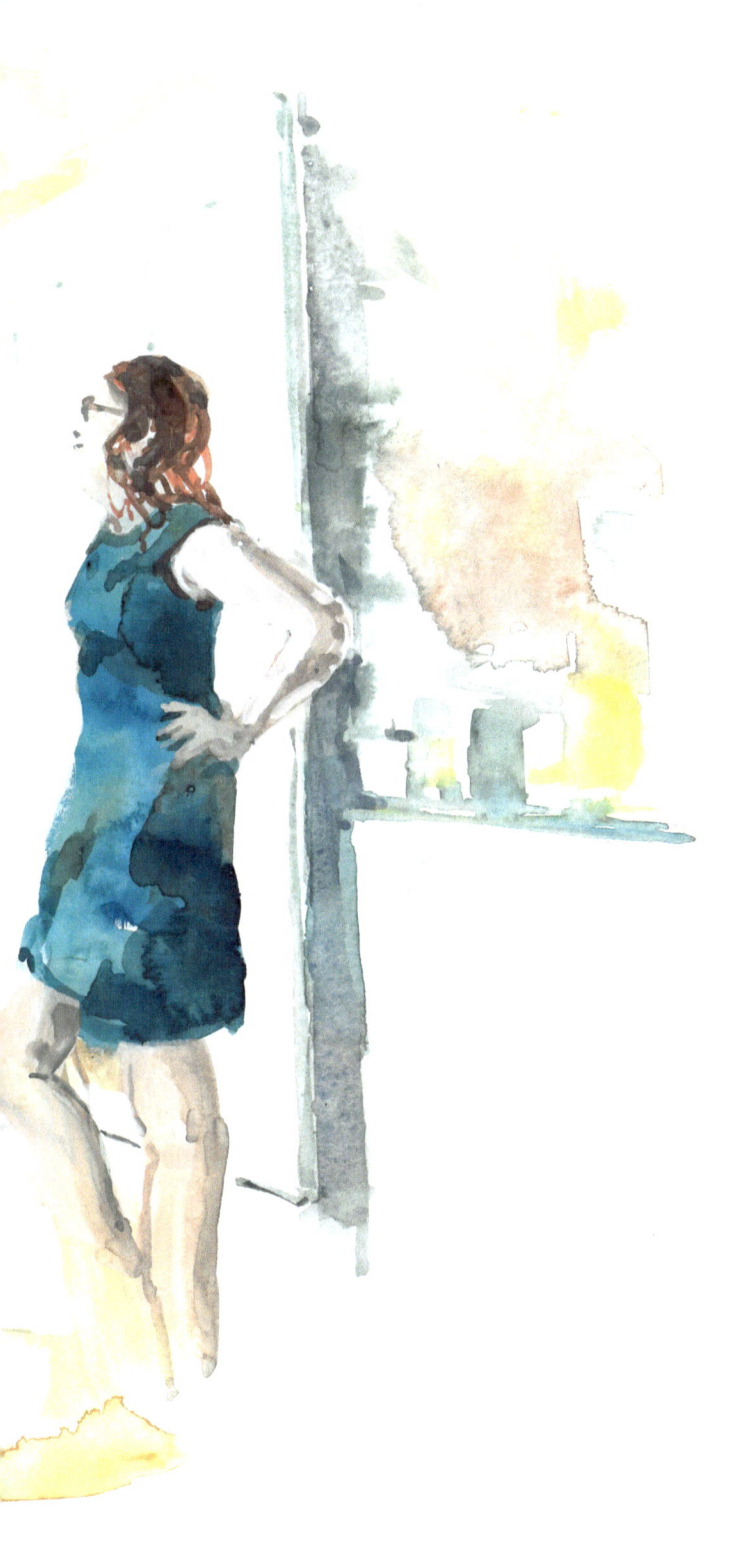

28__
SMALLTALK

Atmung, Entspannung, aufrechter Stand

Wenn man zwei kleine Kinder hat, tagsüber im Bett liegt und schreibt und an Wegen durch die Stadt sonst nur den zur Kita hat, gehen einem auf Partys schnell die Themen aus. Kinderlose mag man nicht langweilen. Und Leute mit Kindern sind oft auf unverschämte Art zufriedener mit ihrem Leben und haben so gar kein Ohr für den Sarkasmus, mit dem man sich über die alltägliche Verzweiflung notbehilft. Gehen will und kann man freilich auch nicht – schließlich ist man endlich mal weg von zu Hause. Da lehnt man also in der Küchentür, Salzstangen in Griffweite, während vor und hinter einem die Gespräche sprudeln. Glücklich, wer dann diese Übung zur Hand hat! Sie aktiviert den Quadratus Lumborum. Was sich wie ein Zenturio aus einem Asterix-Heft anhört, ist ein Atemhilfsmuskel. Den Effekt spürt man schon nach ein paar Minuten: Man atmet tiefer, fühlt sich entspannter und steht aufrechter im Raum. Keine schlechten Voraussetzungen, um vielleicht doch noch ein Gespräch anzuknüpfen! Und so geht's:

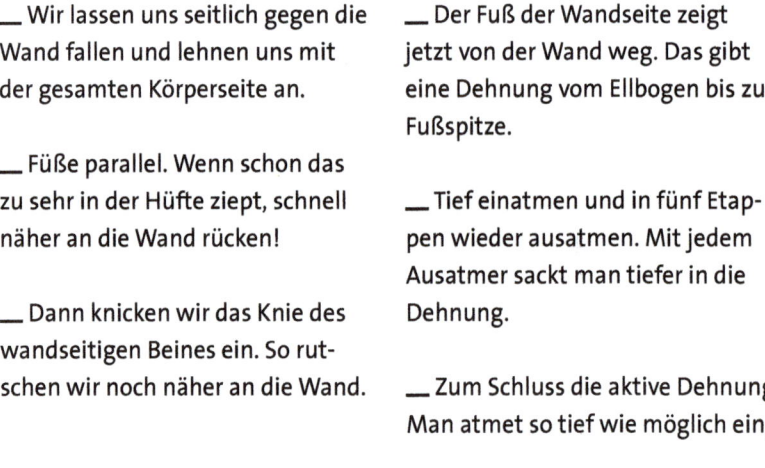

__ Wir lassen uns seitlich gegen die Wand fallen und lehnen uns mit der gesamten Körperseite an.

__ Füße parallel. Wenn schon das zu sehr in der Hüfte zieht, schnell näher an die Wand rücken!

__ Dann knicken wir das Knie des wandseitigen Beines ein. So rutschen wir noch näher an die Wand.

__ Der Fuß der Wandseite zeigt jetzt von der Wand weg. Das gibt eine Dehnung vom Ellbogen bis zur Fußspitze.

__ Tief einatmen und in fünf Etappen wieder ausatmen. Mit jedem Ausatmer sackt man tiefer in die Dehnung.

__ Zum Schluss die aktive Dehnung: Man atmet so tief wie möglich ein, hält die Luft drei Herzschläge lang fest und sackt dann mit einem lauten Seufzer der Wand entgegen.

Um wieder aus der Position herauszukommen, stützt man sich mit der Faust gegen die Wand, stemmt sich weg und drückt sich in die Senkrechte. Mal vergleichen: Wie fühlt sich die gedehnte Seite an, wie die ungedehnte? – Gell? Jetzt kommt natürlich noch die andere Seite.

Die Übung dauert circa zwei bis drei Minuten pro Seite. Wenn man richtig was merken will, macht man sie dreimal pro Tag.

Wer so lange auf der Party bleibt, muss freilich am Ende noch ganz anderes trainieren.

29—
SOFA SAUGEN
Vordere Oberschenkel, Po, Oberkörper, Bizeps und Trizeps

ch liebe meine Couch. In Glück und Leid habe ich viele Stunden mit ihr verbracht, und sie war immer da, um mich nach meinen Ausflügen in die große Welt mit ihrem dunkelblauen Filz zu empfangen. Ganz so, als gelte es, einen Abdruck von mir in meinem momentanen Befinden zu machen. Im Laufe der Jahre hat sie sich alle Beine gebrochen, sodass eine Seite nun auf der Gesamtausgabe von Günter Grass, die andere auf zwei Stapeln Kurzhantelscheiben ruht. Die Polster sind fleckig und zerschlissen, wenn Besuch kommt, lege ich einen Sari drüber. Trotzdem war sie immer der Inbegriff eines Zuhauses für mich.

Doch seit wir vor dreieinhalb Jahren zusammengezogen sind, beansprucht Anke meinen Platz. Erst mit ihrem schwangeren Bauch, anschließend mit dem Baby am Busen, dann mit Laptop beim Arbeiten, dann wieder schwanger und so weiter. Wenn ich es zwischendurch doch mal auf die Couch schaffe, kommt vor Kitzeln und Kratzen Entspannung kaum auf, und nackig will man auf ihr schon gar nicht liegen – was doof ist, wenn in allen anderen Zimmer mit Ausnahme von Küche und Bad ein Kind schläft. Seit Anke auf Schoko-Entzug ist, knuspert sie nämlich eine halbe Packung Südtiroler Schüttelbrot pro Tag weg. Okay, ich die andere Hälfte. Kaum kuscheln wir mal auf der Couch, denke ich ans Staubsaugen. Das muss zwar bis zum nächsten Morgen warten, dann mit Balz aber richtig:

— Wir stehen im Ausfallschritt vor dem Sofa. Brustbein raus, Rücken gerade.

— Für Fortgeschrittene: Je höher die Saugleistung, desto anstrengender wird es.

— Der Trizeps zieht, der Bizeps drückt.

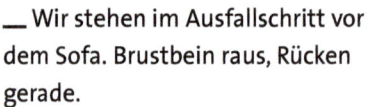

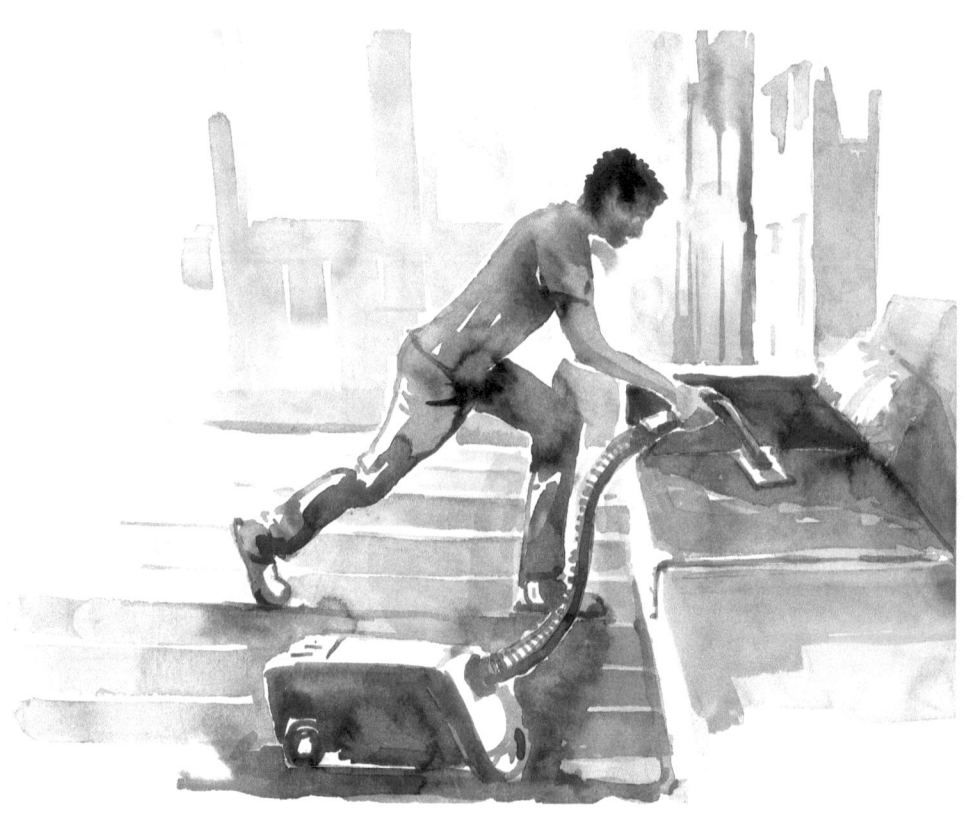

Danach fühlt man sich fit und zu allem bereit. Und die Polster sind wieder weich und gemütlich. Die Kinder bleiben bis drei in der Kita – und als Freiberufler können wir uns die Zeit frei einteilen. Irgendwelche Vorteile muss es haben ...

30 —
SPINNWEBEN WEGSAUGEN

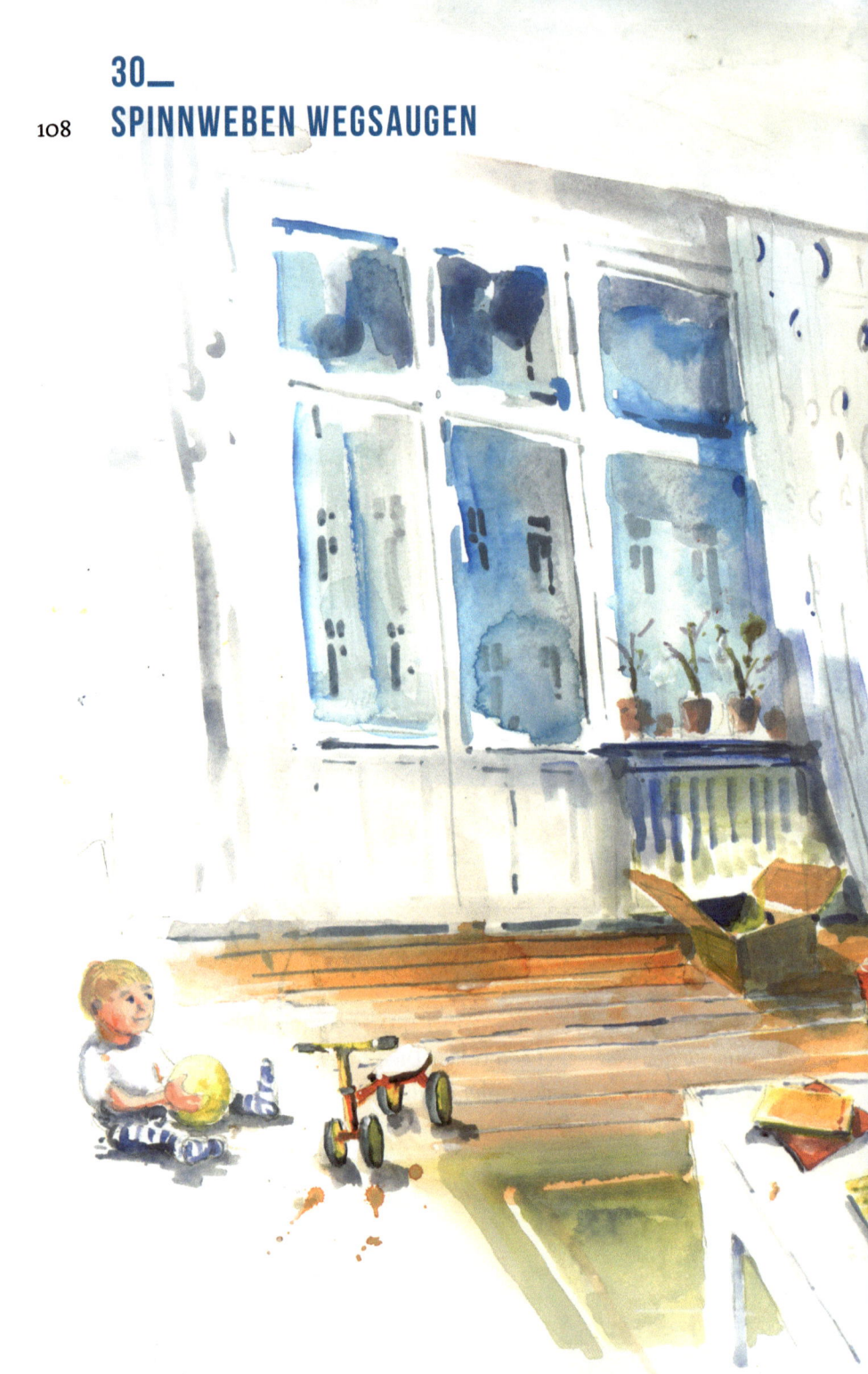

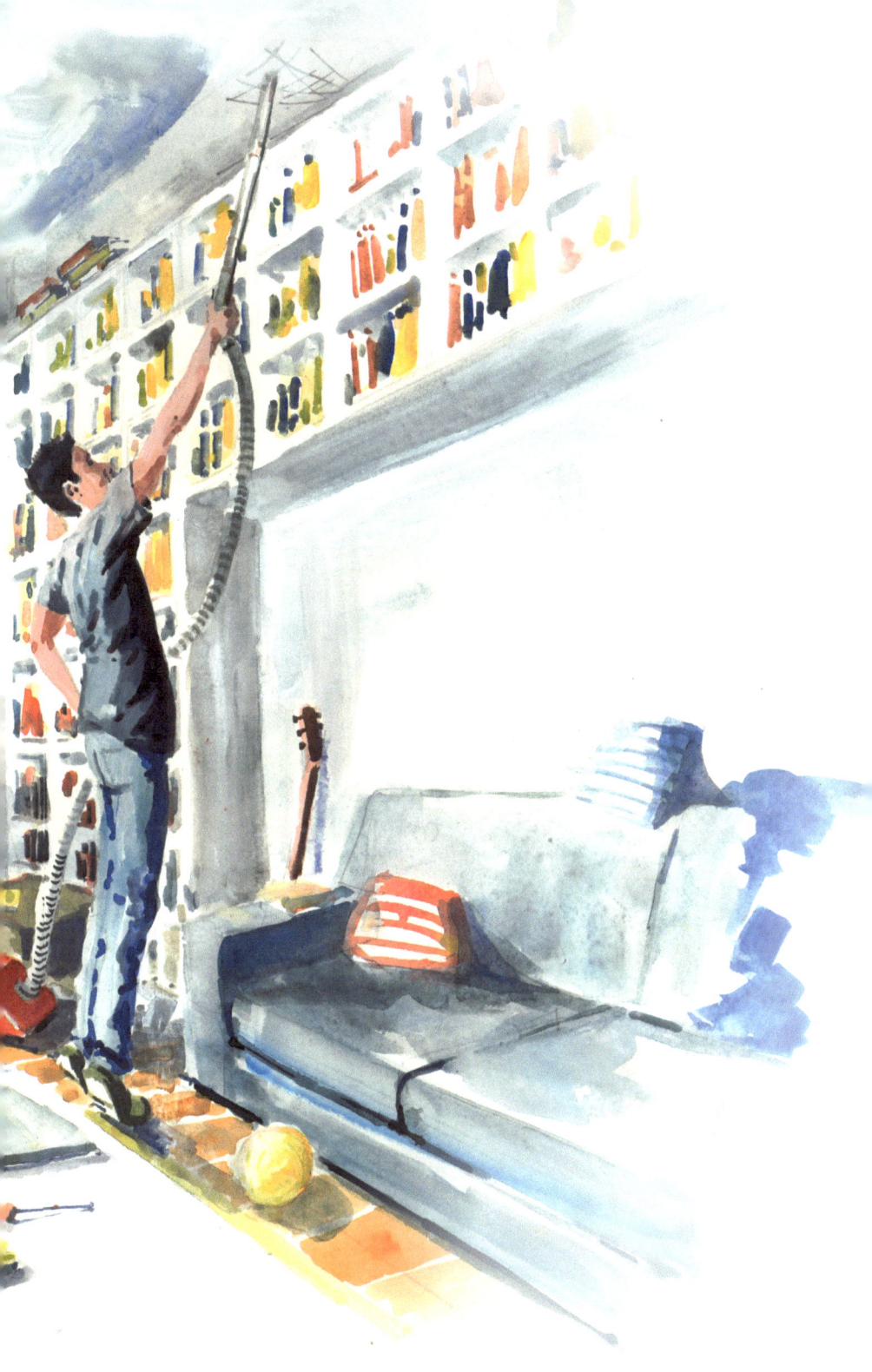

30_
SPINNWEBEN WEGSAUGEN
Muskeln des Schulter-Nacken-Bereichs und der Wirbelsäule

Manchmal, abends spät, wenn die Kinder schlafen, liege ich auf meiner alten Couch im Wohnzimmer, sehe fern, trinke ein Glas Wein, und wenn die Werbung kommt, schaue ich hoch zur Zimmerdecke, wo vier nackige Stuckengel Blumengirlanden schwingen. Dann ist es für einen Moment 1910, und ich bin stolzer Bürger oder kaiserlicher Beamter, der nach einem Tag im Bureau zufrieden ausruht. Einen Moment. Denn dann entdecke ich graue Schleier von Spinnweben, die sich in den anmutigen Ringelreihen mischen.

Ich mag Spinnen nicht. Ich weiß, das ist nicht politisch korrekt, und sie sind nützlich. Aber mich graust es. Anke ist strikte Anhängerin der Glas-Bierdeckel-Technik, die sie den Kindern stolz vorexerziert, Lernen am Modell. Ich würde lieber kurzen Prozess machen. Laut *Sendung mit der Maus* haben Spinnen gegen einen Staubsauger ab 1000 Watt keine Chance.

Vielleicht sehen sie ja von oben meinen Killerblick. Jedenfalls sind morgens, wenn ich mit dem «Vampyr» anrücke, alle verschwunden. Wahrscheinlich hat Anke sie evakuiert. Dafür kommen die Netze weg, wenn auch nur bis zur nächsten Woche. Aber wenn's nach Balz geht, muss ich den Spinnen dankbar sein: «Das ist eine super Übung für den Schulter-Nacken-Bereich. Das Strecken ist ein perfektes Wirbelsäulentraining.»

Hölleanstrengend ist es jedenfalls. «Bald hab ich ein Kreuz wie Rocky», denke ich. Und wer weiß? So fühlt sich's jedenfalls an.

___ Die Beine schulterbreit und gestreckt, Oberkörper gestreckt und Brustbein raus, der Arm mit dem Teleskoprohr – auch gestreckt!

___ Aber Achtung: Die Schultern bleiben tief.

___ Jetzt immer wieder auf die Zehen gehen und saugen. Ständig hin und her in kleinen Bewegungen.

___ Zwischendurch senken wir den Arm mal langsam seitlich ab bis auf 90 Grad. Und wieder hoch.

___ Arm zur Halbzeit wechseln.

31_
SPÜLMASCHINE AUSRÄUMEN
Äußere und vordere Oberschenkel, Po, vordere Schultermuskulatur

Meinen zukünftigen Schwiegereltern wurde ich an Weihnachten vorgestellt. Zum Hasenbraten am ersten Feiertag waren neben Anke und mir auch noch ihre Schwester mit Mann und den drei Kindern da. Die Bude war voll. Ich zeigte mich von meiner besten Seite, führte allseits Konversation und half nach dem Essen, das Geschirr in die Küche zu tragen. «Da ist man immer froh, eine Spülmaschine zu haben!», sagte ich lächelnd, indem ich mich an meiner Schwiegermutter vorbeidrückte und meinen Stapel neben etliche mehr auf die Anrichte stellte. «Wir haben keine Spülmaschine», war ihre Antwort.

Für gewöhnlich scheinen meine Schwiegereltern das auch nicht zu bedauern. Das gemeinsame Abwaschen ist ein hübsches partnerschaftliches Ritual, bei dem man in der kleinen Küche Hand in Hand arbeitet. Dabei sitzt jede Bewegung, Klappern oder Klirren ist kaum zu hören, und am Ende ist alles geputzt und blitzblank. Ich werde mich hüten, den beiden diese Übung zu widmen, denn so, wie sie es machen, so soll es auch bleiben. Dann lieber schon meinem Vater. Der hat eine Spülmaschine, kann es aber nicht ertragen, das schmutzige Geschirr womöglich über mehrere Tage dort warten zu wissen, und spült jedes Mal alles von Hand ab. Worüber er sich bei fast jedem Telefonat beklagt. Außerdem müsste er sich sowieso dringend mehr bewegen. Aber dafür hat er als Rentner natürlich keine Zeit. Also voilà!

_ Wir räumen das Geschirr aus, indem wir sogenannte Sumo-Kniebeugen mit Seitwärtsschritt machen. Dazu stehen wir ein Stück neben der Spülmaschine.

_ Mit einem weiten Schritt, circa eine Beinlänge, treten wir zur Spülmaschine hin.

— Wir gehen in die Hocke, bis die Ober- und Unterschenkel etwa einen 90-Grad-Winkel bilden.

— Wir nehmen etwas heraus.

— Jetzt wieder in die Ausgangsposition zurücktreten, Geschirr im Schrank verstauen, wieder seitwärts treten und in die Hocke gehen und so weiter, bis alles ausgeräumt ist.

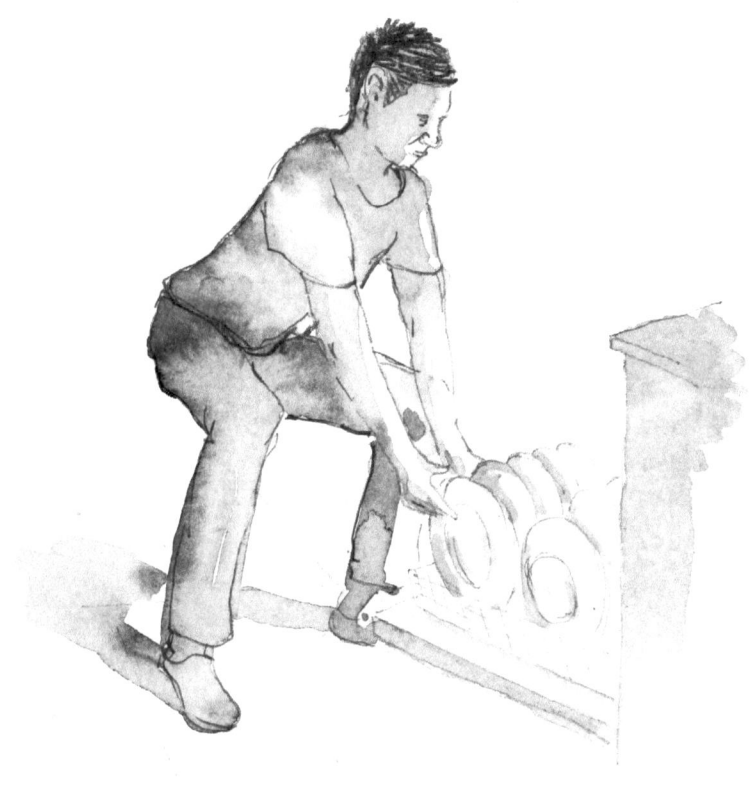

32—
STAUB WISCHEN
Rumpf- und Brustmuskulatur, Trizeps

enn Staub eine Lobby hätte, wäre ich längst vor dem Internationalen Strafgerichtshof angeklagt: Ich hasse ihn und verfolge ihn, wo immer ich kann. Aber kaum ist er aus der letzten Ecke getilgt, ist er in der ersten wieder da – unsere Wohnung hat das Staubaufkommen einer Bergarbeiterkaschemme im Donbass. Weshalb ich Balz für diese Übung besonders dankbar bin. Sie fällt definitiv in die Kategorie «Mach's dir schwer!». Dafür darf man sich aber selbst aussuchen, wie schwer: Bücher- oder Audio-Regal, Heizung, Klavier, Nachttisch – je niedriger die Fläche, desto anstrengender die Übung.

— Wir stützen uns mit der einen Hand an der Kante der betreffenden Oberfläche oder an der Wand ab.

— Während wir mit der anderen Hand wischen, beugen wir immer wieder leicht den Ellenbogen und gehen mit dem Oberkörper runter: einarmiger Liegestütz!

— Regelmäßig Arme wechseln versteht sich von selbst.

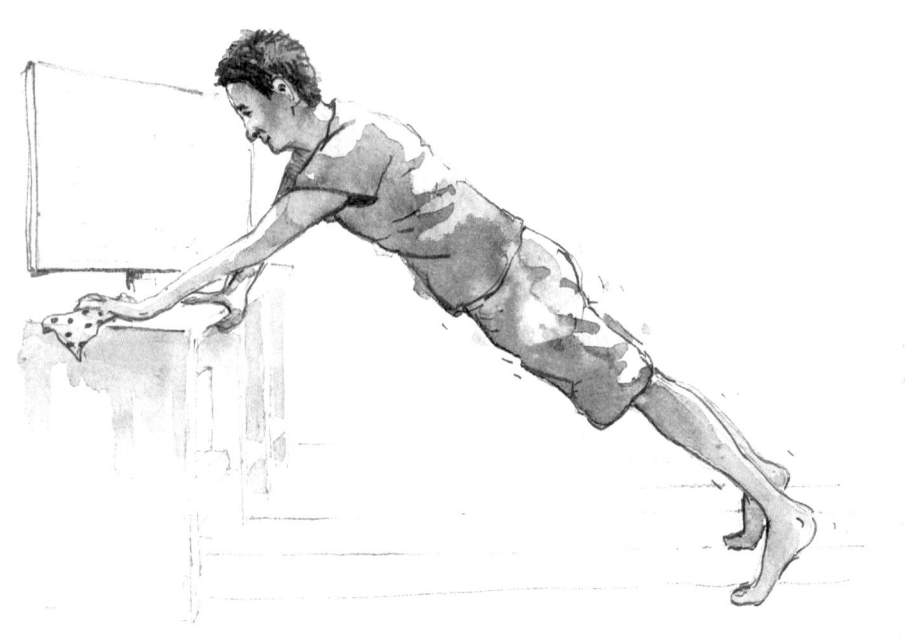

33_
TEPPICH AUFROLLEN, RUNTERTRAGEN UND AUSKLOPFEN

33_A_TEPPICH AUFROLLEN
Gesamte Rumpfmuskulatur: Bauch, unterer Rücken,
vordere Schultermuskulatur

*W*er heute einen Teppich zusammenrollt, ist entweder Händler oder probt als Schauspieler an einem Boulevard-Theater eine Krimi-Klamotte, in der eine Leiche heimlich abtransportiert wird. Das Ausklopfen jedenfalls ist völlig aus der Mode gekommen. Wozu gibt es schließlich Staubsauger? Aber aufgepasst: Keine 1600 Watt rücken dem Staub so zu Leibe wie eine ordentliche Tracht Prügel mit dem Teppichklopfer. Außerdem macht es Spaß, und nicht zuletzt ist es ein super Training. Das fängt schon beim Zusammenrollen an.

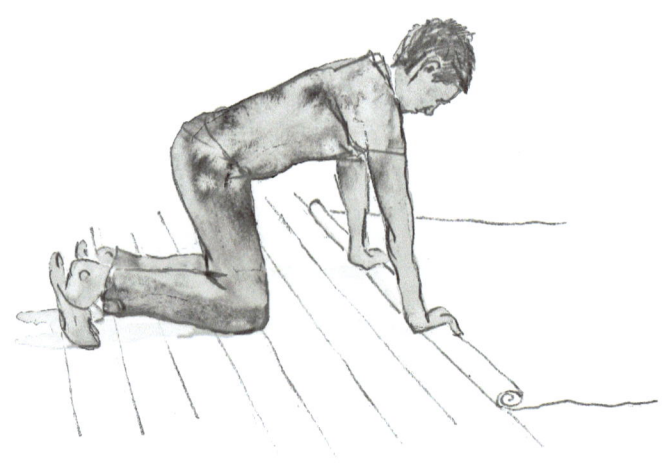

— Wir knien uns im Vierfüßlerstand ans schmale Ende des Teppichs.

— Mit beiden Händen mit dem Zusammenrollen anfangen.

— Achtung: Arme gestreckt, die Knie bleiben, wo sie sind! Der Oberkörper wandert also mit und streckt sich immer mehr, je weiter der Teppich aufgerollt wird.

— Rücken gerade, Brust raus, Bauch rein, Blick nach unten.

— Erst haben wir die Hände noch ungefähr unter den Schultern, aber bald schon krabbeln sie uns weg.

— Wir müssen eine wahnsinnige Spannung im Oberkörper aufbauen, um nicht einzuknicken und auf den Ellenbogen oder der Nase zu landen. Wenn man denkt, gleich geht es nicht mehr: noch ein paar Zentimeter, bis Knie, Po und Oberkörper etwa ein Geodreieck bilden.

— Dann die Knie etwas nachziehen, kurz durchschnaufen und das Gleiche von vorn. So lange, bis der Teppich zusammengerollt ist. Bei einem großen Teppich darf das ruhig zwei Minuten dauern.

— Und natürlich rollen wir ihn nach dem Ausklopfen auf genau die gleiche Art wieder aus!

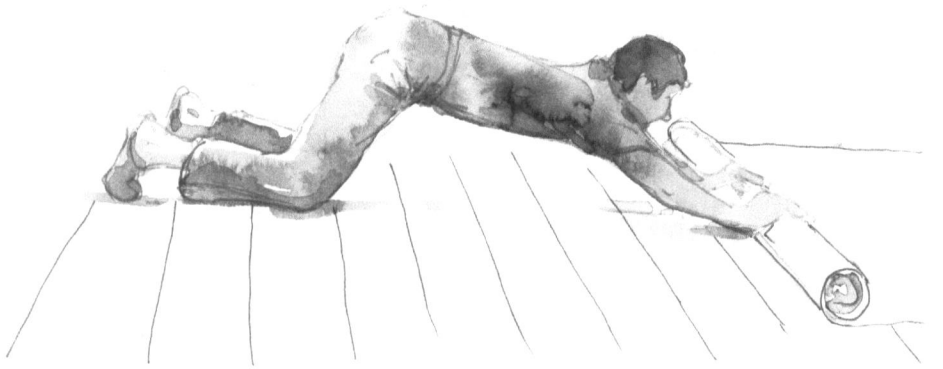

33_B_TEPPICH RAUSTRAGEN
Schulter- und Nackenmuskulatur, Trizeps

__ Wir gehen mit geradem Rücken
in die Hocke.

__ Den zusammengerollten Teppich
mit beiden Händen und einer Rotation des Oberkörpers auf die rechte
Schulter heben. Achtung: Natürlich
immer aus den Knien heraus!

__ Während man jetzt geht,
stemmt man die Teppichrolle bei
jedem Schritt in die Höhe, bis beide
Arme durchgestreckt sind, legt sie
kurz auf der anderen Schulter ab,
stemmt sie beim nächsten Schritt
wieder hoch und so weiter. Bis man
im Hof oder Garten angekommen
ist.

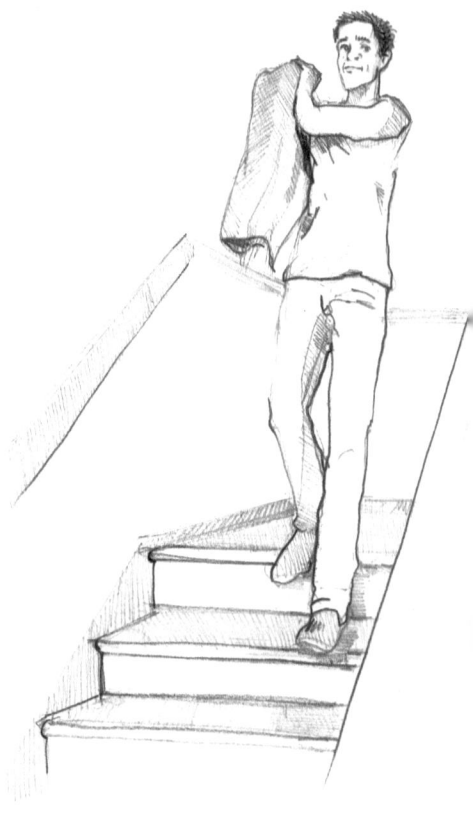

tragen: Getränkekisten, Kinder, Möbel ...

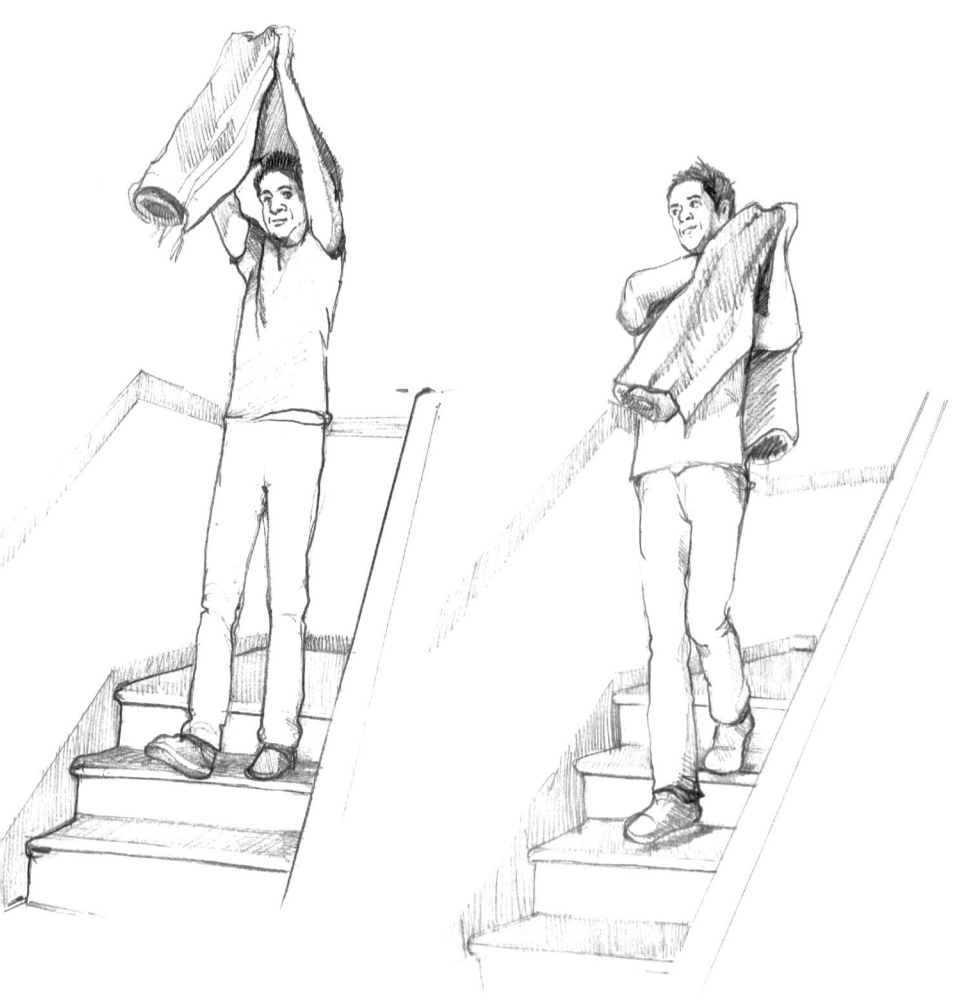

33_C_TEPPICH AUSKLOPFEN: AN DER TEPPICHSTANGE
Fast alle Muskeln des Bewegungsapparates,
vor allem Rumpfmuskulatur

E s stirbt ja ständig irgendwer aus: Tiere sowieso. 2464 Arten stehen aktuell auf der Roten Liste der Weltnaturschutzunion IUCN. Das sind nicht alles rosa Flussdelfine oder Pandabären. Aber auch Taschenratten und Sturmvögel möchten gerne in Frieden ihrem Tagwerk nachgehen, obwohl man zumindest Letzteren nicht bescheinigen möchte, sie täten keiner Fliege etwas zuleide. Wie den Tieren geht es Redewendungen, Kulturtechniken und Handwerken. Buchbinder, Steinmetze und Modistinnen finden sich gewiss häufiger in historischen Romanen als in Listen offener Stellen. Doch zumindest was das Korbmacherhandwerk angeht, hoffen wir, mit diesem Buch für einen kleinen Boom zu sorgen! Freilich, ein Teppich lässt sich auch mit dem Tennisschläger ausklopfen. Doch ein geflochtener Teppichklopfer macht in jedem Fall mehr her, kostet nicht die Welt, und man fühlt sich wie zu Besuch bei Oma damals. Korbmacher trifft man oft auf Jahrmärkten, den hübschen Retro-Klopfer gibt es aber natürlich auch für kleines Geld im Internet.

— Den Teppich hängen wir lose über die Stange und beziehen seitlich davor Position.

— Den Teppichklopfer halten wir wie einen Tennisschläger in beiden Händen, die Füße stehen hüftbreit.

— Wir gehen in die Hocke.

— Brust raus, Po nach hinten, das Gewicht liegt auf den Fersen.

_ Achtung: Eigentlich will man einfach mal so richtig drauflosdreschen. Aber dafür ist die nächste Übung! Hier geht es darum, die Bewegung allein aus dem Oberkörper heraus auszuführen. Das heißt: Nur der Rumpf bewegt sich, der Rest des Körpers bleibt statisch. So klopfen wir den ganzen Teppich von oben bis unten aus.

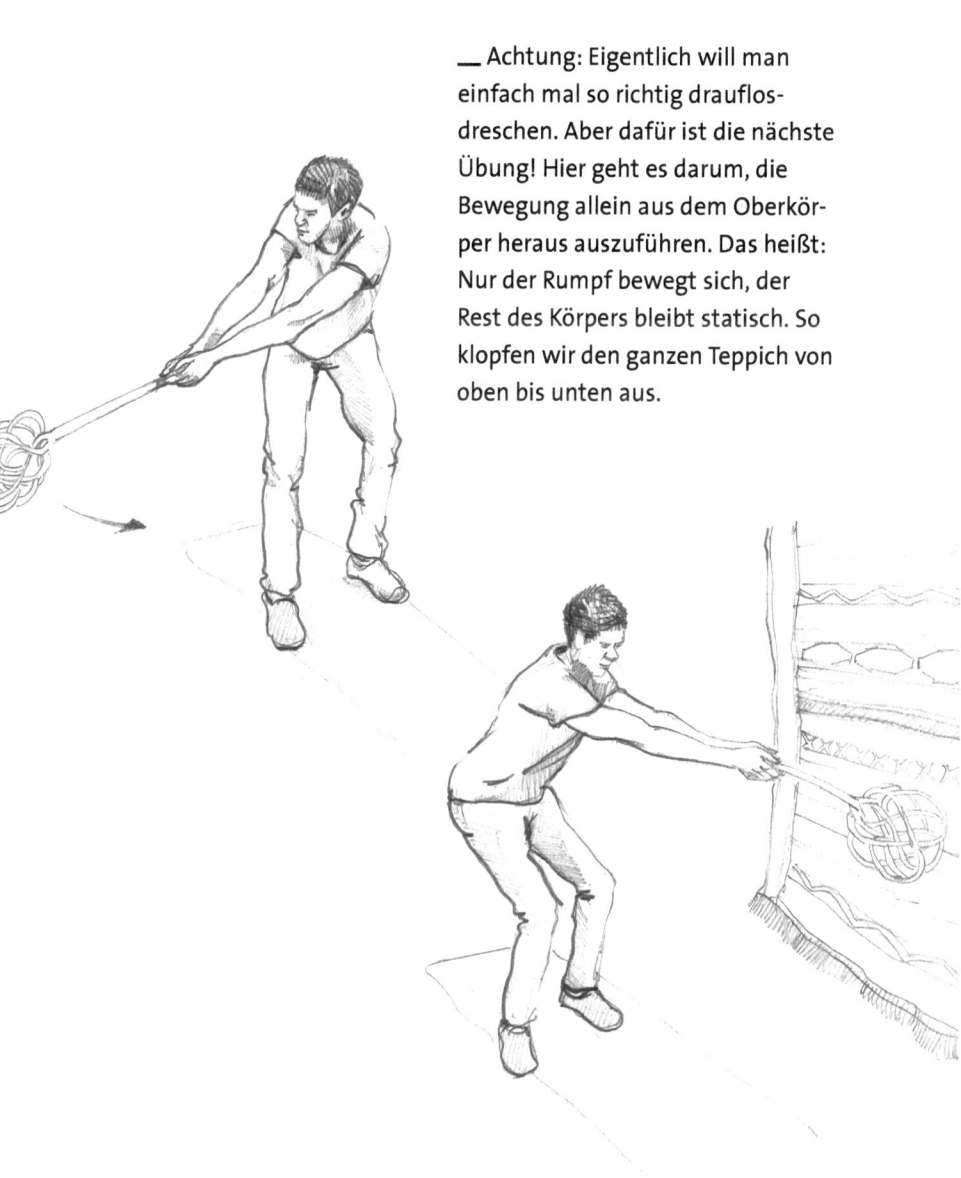

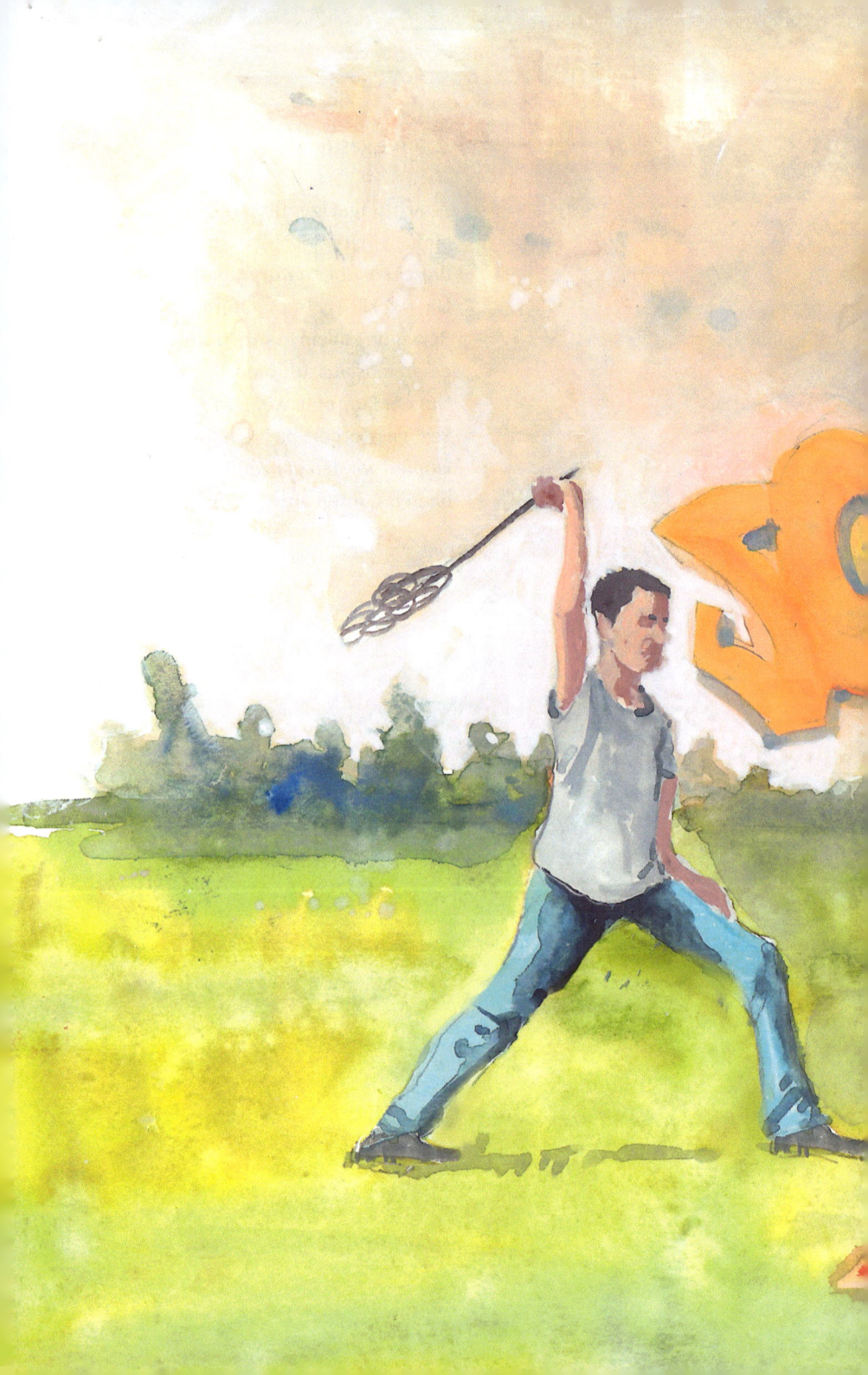

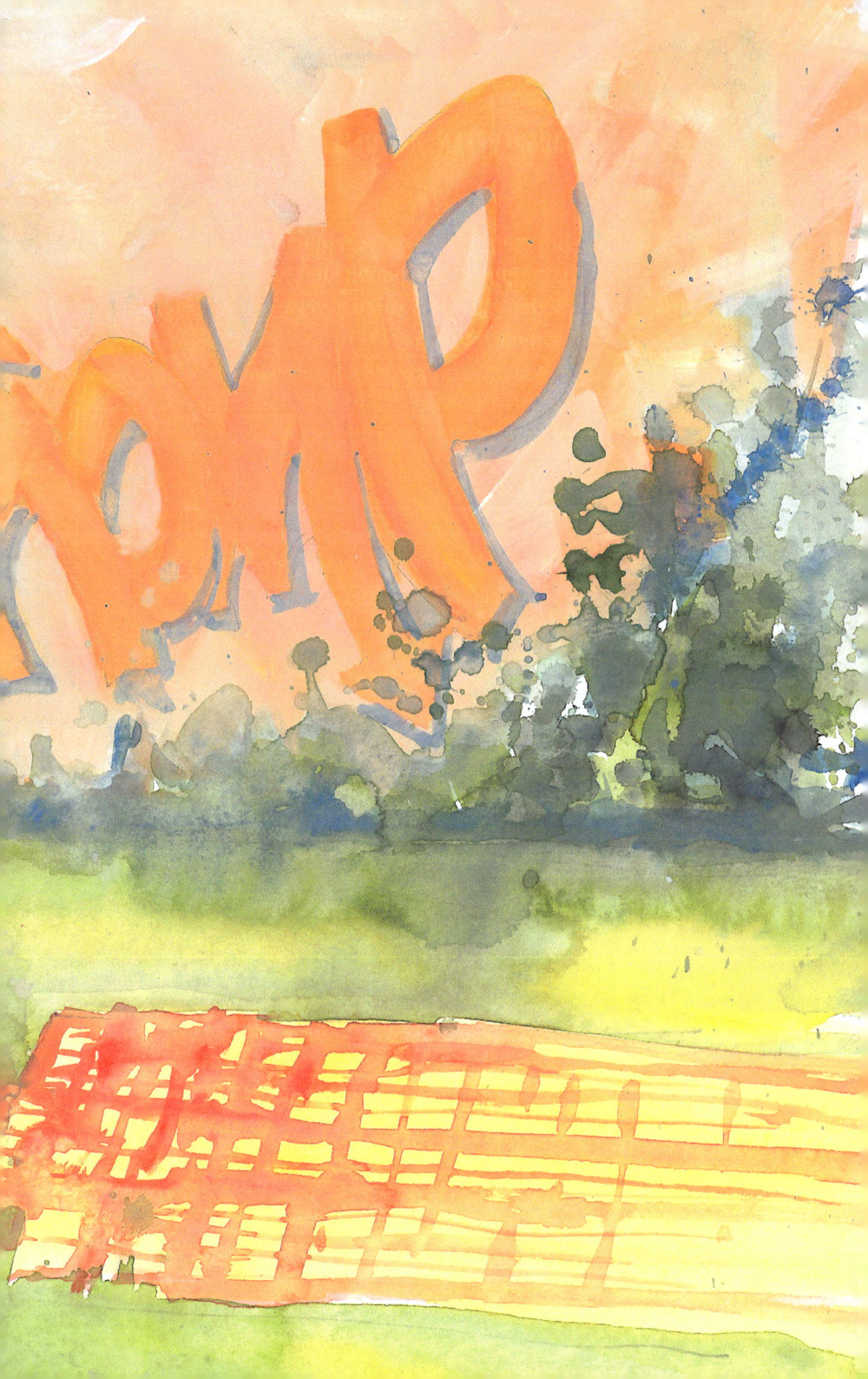

*W*er in Hof oder Garten keine Teppichstange hat: haushaltstipps.net empfiehlt, den Teppich zum Ausklopfen auf den Boden zu legen, vorzugsweise auf feuchten Rasen, mit dem Gesicht nach unten.

__ Wir stellen uns in einem großen Ausfallschritt vor den Teppich.

__ Füße und Knie zeigen nach vorne, alles auf einer Achse.

__ Dann nehmen wir den Klopfer in eine oder auch beide Hände, holen aus und dreschen los, was das Zeug hält.

__ «Slamhammering» ist laut Balz der Terminus technicus. Und gerne dürfen wir dem ein «Extreme» voranstellen!

Es liegt natürlich nahe, kleinere Kinder als Hanteln zu benutzen: Sie sind griffig, aber überwiegend gut gepolstert, falls man sie sich versehentlich an den Kopf haut oder auf den Fuß fallen lässt. Bei mehreren hat man gleich noch verschiedene Gewichte, die sich von selbst progressiv steigern. So spart man sich das lästige Scheibenwechseln. Plus: Sie liegen nicht irgendwo im Weg rum, stauben voll und man stößt sich den großen Onkel an ihnen. Und waschen muss man sie sowieso. Einziger Nachteil: Sie haben nicht immer Lust, und schon gar nicht, wenn man trainieren will. Deshalb empfiehlt es sich, eine gewisse Auswahl an Übungen an der Hand zu haben – wenn die eine nicht gewünscht ist, dann vielleicht die andere? Außerdem, aber das wissen alle Eltern, lässt sich das Ganze gut als Toben verkaufen und als festes Ritual zum Beispiel vor dem Abendessen oder Schlafengehen einbauen. Tipp: Unbedingt den Eindruck vermeiden, die Kleinen täten einem damit einen Gefallen!

Für Vorsichtige: Wenn sie erst mal älter als zwölf Monate sind, sind Kinder ziemlich robust und gehen nicht kaputt, wenn man sie mal auf den Kopf stellt oder in die Luft wirft. Und sie sagen einem recht unverblümt, was ihnen gefällt und was nicht. Also einfach mal ausprobieren.

34_A_DER TAUCHER

Trizeps

_ Wir nehmen das Kind an den Unterschenkeln und lassen es kopfüber unseren Rücken entlang herabhängen.

_ Jetzt heben und senken.

_ Achtung: Ellenbogen vorne möglichst eng beieinander lassen!

Tipp: Diese Übung ist schon mit Raphael, der gerade mal zwölf Kilo wiegt, sehr anstrengend. Man kann sie aber gut auch mit schwereren Kindern machen. Dafür steht man nicht senkrecht, sodass das Kind frei hängt, sondern beugt sich etwas nach vorne. Dann liegt ein Teil des Gewichts auf unserem Rücken.

34_B_DER DECKENLÄUFER

Vordere Schultermuskulatur, untere Rückenmuskulatur, Po, Bizeps

__ Wir stehen in einer breiten
Hocke und schieben den Po nach
hinten raus.

__ Das Kind unter den Armen oder
an den Schultern nehmen, Blick-
richtung nach vorne.

__ Jetzt schwingen wir es mit
gestreckten Armen nach oben, als
wollten wir seine Fußabdrücke auf
der Zimmerdecke sehen (in Neu-
bauwohnungen bitte aufpassen ...).

__ Achtung: Die Bewegung kommt
aus den Beinen, der Rücken bleibt
immer gerade, leichtes Hohlkreuz,
Brust raus.

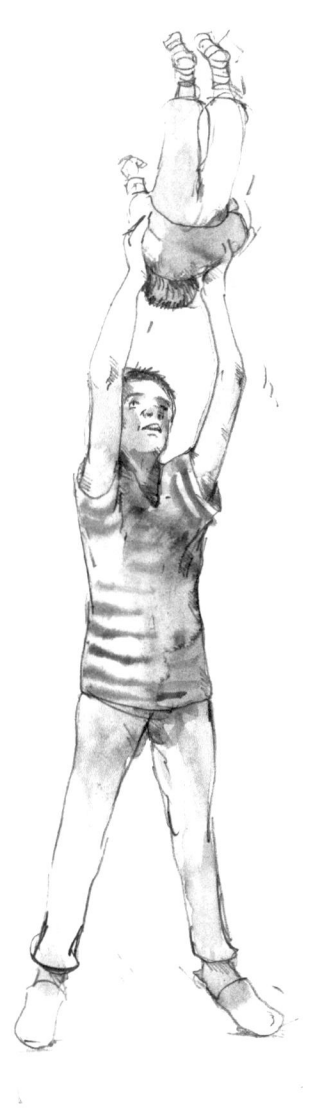

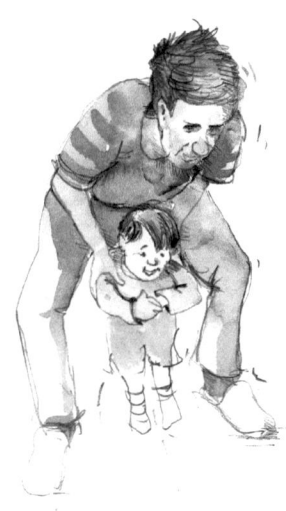

34_C_AB INS TEUFELSLOCH!

Bizeps

__ Hüftbreiter Stand, Knie leicht gebeugt, Rumpf stabil.

__ Unser Kind halten wir kopfüber an den Unterschenkeln und heben es aus den Ellenbogen heraus nach oben.

__ Die Ellenbogen bleiben die ganze Zeit etwas vor dem Körper –

das macht die Übung besonders anstrengend.

__ Vorsicht: Die Übung langsam ausführen, der Rumpf bleibt stabil: Bauch einziehen, Pobacken fest zusammenkneifen, Brustbein angehoben halten.

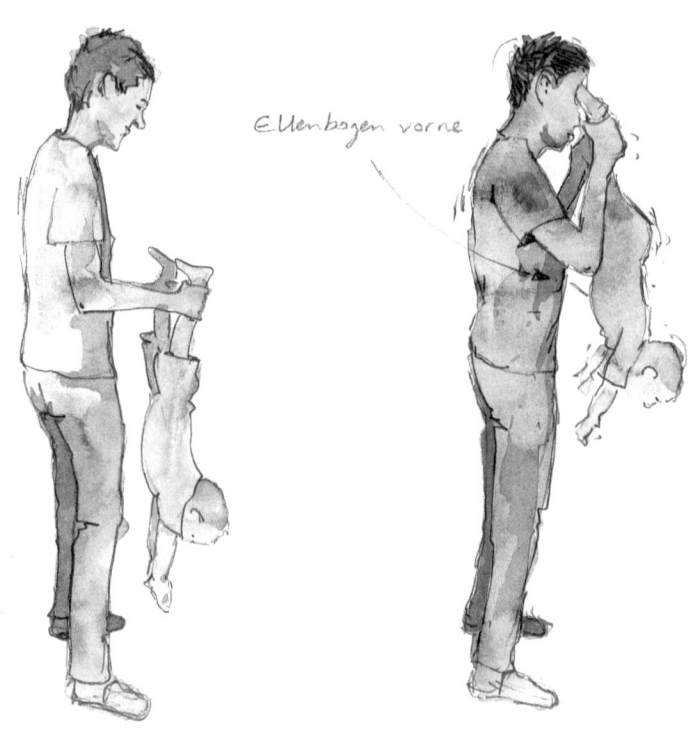

Ellenbogen vorne

34_D_SALTO MORTALE
Schultern, unterer Rücken

__ Das Kind steht zwischen unseren Beinen, die hüftbreit aufgestellt sind.

__ Jetzt beugen wir uns mit geradem Oberkörper über das Kind, nehmen es vorne an der Taille und wuchten es uns mit einem Salto auf die Schulter.

__ Mit einem Salto wieder runter, andere Schulter, immer abwechselnd.

__ Achtung: Rumpf immer stabil – Bauch rein, Schultern nach unten gezogen halten.

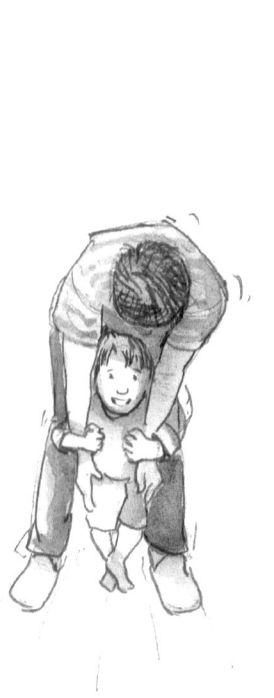

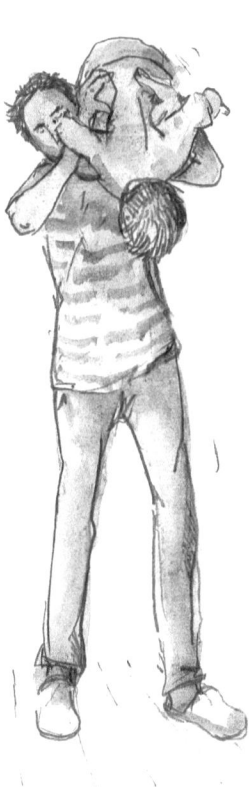

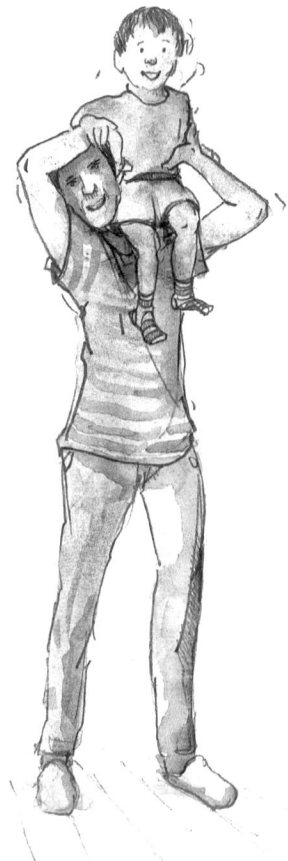

34_E_DER FLIEGER
Beine, Bauch

__ Wir liegen auf dem Rücken.

__ Das eine Bein stellen wir angewinkelt auf, mit dem anderen lassen wir unser Kind fliegen.

__ Das heißt: Das Kind liegt mit dem Oberkörper auf dem Fuß. Während wir es an den Händen halten und das Kind sich nach Möglichkeit in Superman-Pose ausstreckt, beugen und strecken wir das Knie.

__ Vorsicht: Der Untergrund darf nicht zu weich sein – wir wollen über die ganze Übung ein leichtes Hohlkreuz halten.

Variante: Nach dem Strecken der Beine auch noch leicht den Po vom Bett abheben, das Kind also noch weiter hoch zur Decke drücken. So wird zusätzlich die Bauchmuskulatur trainiert.

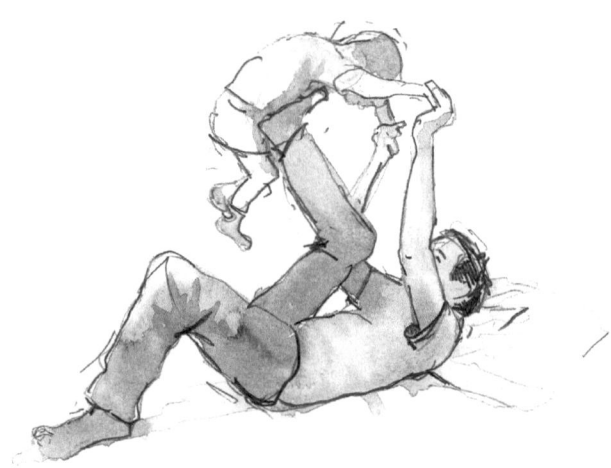

34_F_DIE RAKETE

Schultern, unterer Rücken, Beine

__ Wir gehen in die breitbeinige
Hocke.

__ Unser Kind fassen wir von hinten
unter den Armen. Jetzt schnellen
wir aus den Beinen in die Höhe
– Countdown ist optional – und
werfen das Kind dabei in die Luft –
Rakete!

__ Mit dem Auffangen gleich wieder runter in die Hocke gehen.

__ Achtung: Rücken gerade!

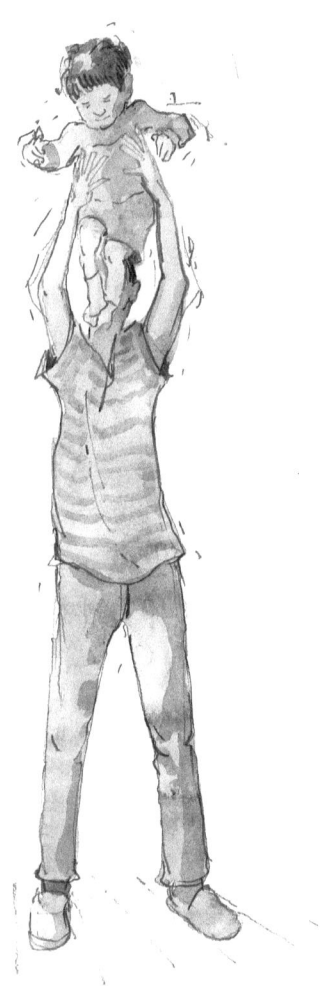

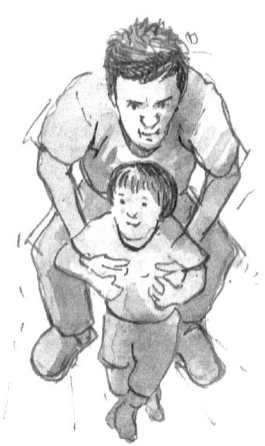

34_G_KOALABÄR
Unterer Rücken, Oberschenkel, Beine

__ Squat-Position: Die Beine etwas mehr als hüftbreit auseinander, Füße parallel, Oberkörper etwa 45 Grad nach vorne gebeugt.

__ Unser Kind liegt auf unserem geraden Rücken und hält sich an den Schultern fest.

__ Möglichst tief in die Hocke gehen, dabei den Po nach hinten schieben.

__ Die Unterschenkel bleiben möglichst senkrecht.

__ Die Arme heben wir dabei nach oben und lassen sie wieder sinken, wenn wir uns aufrichten.

Das machen wir so lange, bis wir nicht mehr können!

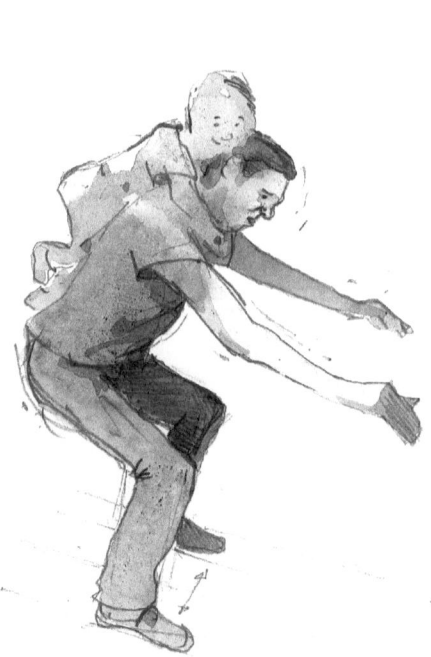
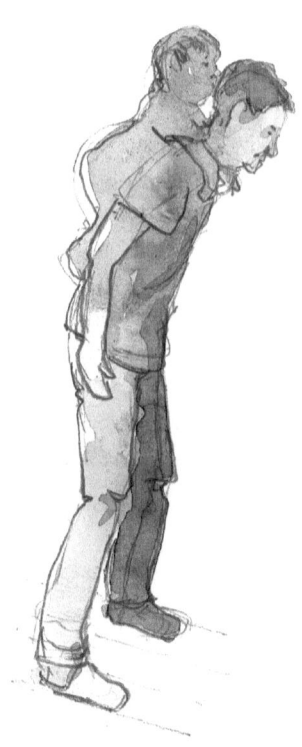

*W*ährend meiner ersten beiden Jahre in Berlin bin ich nie Rad gefahren. Ich war eingeschüchtert von der Größe der Stadt und dachte wohl auch: Wenn es schon mit der Straßenbahn zwanzig Minuten von Friedrichshain zum Mauerpark dauert, wie lange dann erst mit dem Rad? Antwort: zwanzig Minuten, wenn man gemütlich fährt. Tatsächlich ist man auf fast allen Distanzen in der Stadt auf zwei Rädern genauso schnell wie mit den Öffentlichen, vom Auto ganz zu schweigen. Außer natürlich spätnachts oder in den Schulferien. Die frische Luft bläst einem um die Nase, man rollt fröhlich an jedem Stau vorbei, und Parkplatzprobleme hat man auch nicht. Das Stop & Go im Stadtverkehr kann aber auch für ein effektives Intervall-Training sorgen: Einfach jedes Anfahren als Kavaliersstart hinlegen! Beschleunigen, bis man nicht mehr kann, dann gemütlich weiterfahren bis zum nächsten Hindernis, stehen bleiben. Und wieder lospurten. So kommt man auch nicht in Versuchung, sich widerrechtlich über rote Ampeln zu mogeln. Hier also ein ganz dolles Plädoyer: Selbst fahren! Wer es sehr weit hat oder partout nicht schwitzen darf: Elektrorad.

Bei wem es rund um die Uhr regnet und wer Goretex für Satansrock hält, der kann sich auch in Bus und Bahn fit halten. Wir haben ein paar Übungen sowohl im Sitzen als auch im Stehen zusammengestellt. Auf Trimming 130 kommt man dabei nicht, aber zum Wachwerden beziehungsweise Runterkommen und Dehnen taugen sie allemal, und wie immer gilt: Alles ist besser als nichts!

35_
TRAM FAHREN MIT KIND

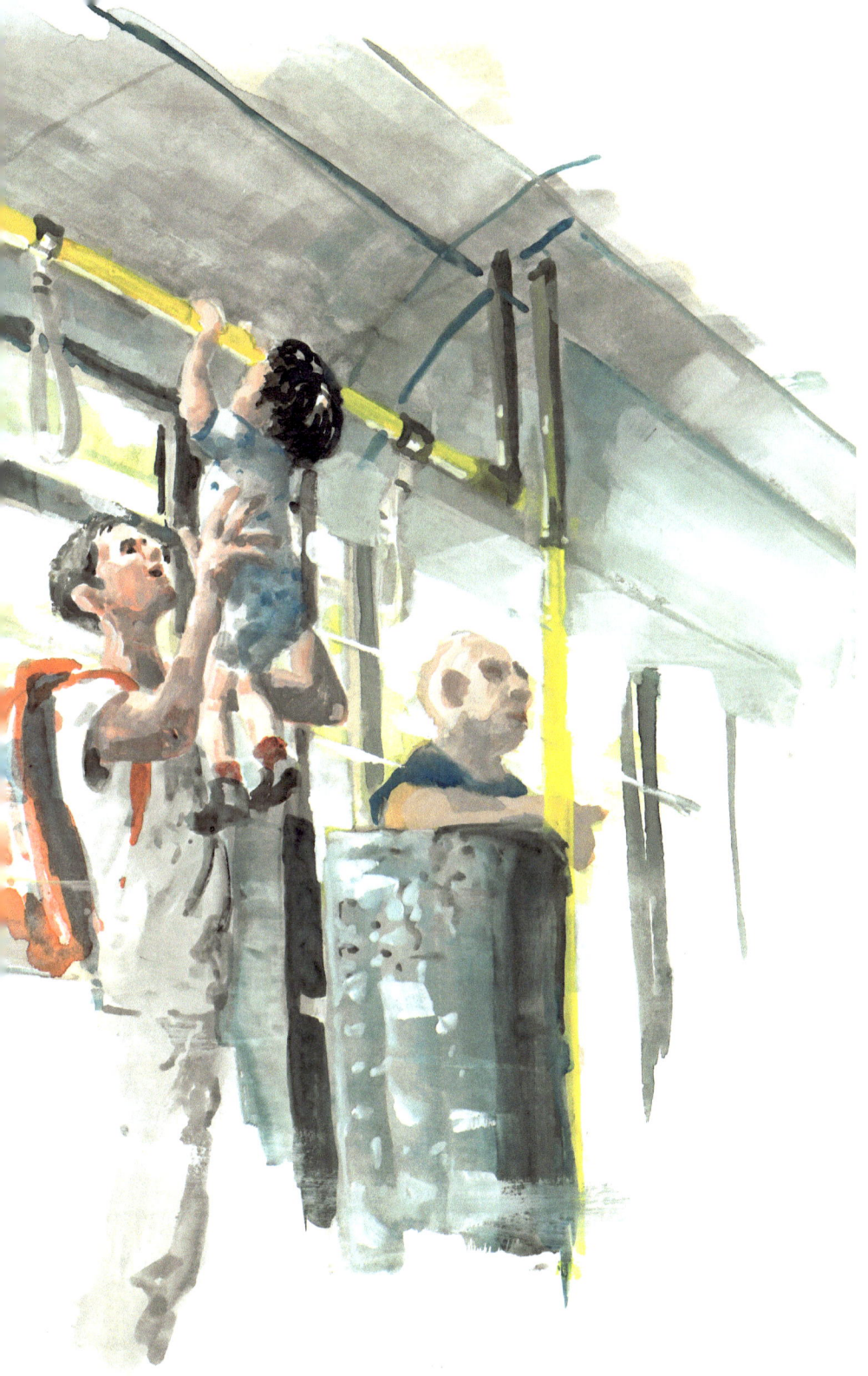

35_
TRAM FAHREN MIT KIND
Vordere Oberschenkel, Schultern, Trizeps und Bizeps

Busse und Bahnen bieten mit ihren allgegenwärtigen Stangen und Schlaufen Möglichkeiten zur Leibesertüchtigung, von denen Turnvater Jahn geträumt hätte. Sich derart zum Affen zu machen, möchten selbst wir aber niemandem zumuten. Deshalb kombiniert diese Übung das Anstrengende mit dem Nützlichen: Sie ist für alle, die mit kleinen Kindern unterwegs sind. Naturgemäß wollen die überall hin, wo sie nicht drankommen oder sollen. In Verkehrsmitteln sind sie deshalb schnell gelangweilt, nervig und eine Pest für die gesamte Fahrgemeinschaft. Anstatt also ständig «Nein», «Lass», «Nicht dahin», «Bleib hier» etc. zu sagen, sie alternativ mit Gummibärchen ruhig zu stellen oder indem man sein Smartphone opfert, setzt man ein Workout an. Klimmzüge an den Haltestangen sind bis zum Alter von vier Jahren ein ganz großes Ding. Später wird es dann deutlich zu anstrengend, außer man ist schon ein Muskelprotz. Denn natürlich macht man dabei selbst die ganze Arbeit:

__ Wir stehen schulterbreit unter der Stange.

__ Das Kind an der Taille nehmen und hoch an die Stange heben.

__ Wir gehen leicht in die Hocke und drücken es dann aus den Beinen – dramatisch-angestrengt zählen nicht vergessen! – nach oben, bis der Kopf über Stangenhöhe kommt.

__ Erster Klimmzug!

__ Wieder runter, leicht in die Hocke gehen. Und so weiter.

Wenn man länger als fünf Minuten fährt, schafft man gut drei
Sets à zwanzig Klimmzüge. Das merkt man dann schon ziemlich! Ein gutes Training für Bauch, Rücken und Balance.

Raphael konnte sich bald ein paar Sekunden selbst halten und bekam dafür sogar mal Szenenapplaus von ein paar spanischen Touristen. Der gemeine Berliner ist ja in der Öffentlichkeit zu keiner positiven Gefühlsregung fähig.

Eine Variante von Balz: Das Kind lässt sich fallen, man fängt es auf und hebt es wieder an die Stange. Stärkt auch gleich das Vertrauen!

36_
TREPPENGELÄNDER POLIEREN
Vordere Oberschenkel, Po, Rumpf, breiter Rückenmuskel

Neulich haben wir im großen Stil Kleidung ausgemistet: Was Löcher und lose Fäden hatte oder länger als ein Jahr unangerührt im Schrank lag, kam raus. Bei mir vor allem Hemden, meist noch völlig neu und ungetragen (siehe Kapitel 7, Bügeln), bei Anke kratzige Strickpullover, Schnörkelblusen und Schlaghosen aus einer sagenhaften Zeit vor unserer Bekanntschaft. Jetzt weiß man ja: In die Altkleidertonne werfen ist ganz schlecht. Denn selbst wenn Rotes Kreuz draufsteht, gehen die Sachen nach Afrika oder sonst wohin und machen da den Textilmarkt kaputt. Wegschmeißen will man sie aber auch nicht. Zum Glück haben wir gleich etliche Turnhallen mit Flüchtlingen ums Eck, da haben wir mit dem Fahrradanhänger drei Säcke voll Zeug hingefahren. Über meine Hemden hat man sich gewiss gefreut. Bei Ankes Sachen – vielleicht, wenn *Der Herr der Ringe* auch im arabischen Raum ein Hit war.

Die löcherigen Socken und Unterhosen wurden zu Lappen umdeklariert, zumindest meine. Anke hat Füße wie eine Geisha, Größe 36, da ist mit den Socken nicht viel zu putzen. Und Frauenunterhosen bestehen ja ohnehin größtenteils aus Luft. Keine Ahnung, wie da so ein ausgewachsener Po reinpasst. Herrenunterhosen eignen sich dagegen ganz hervorragend zum Putzen. Wären Frauen genauso sexorientiert wie Männer, könnte man sich unter Putzfrauen gut einen lebhaften Handel mit getragener Herrenunterwäsche vorstellen. Ähnliches hört man ja aus Japan, aber natürlich wieder hinsichtlich Damenschlüpfern. Wobei die Herren dort sie sicher nicht zum Putzen erwerben. Vielleicht ja auch, weil sie für diese Übung nicht reißfest genug sind.

— Wir stehen einen kleinen Schritt weit vor dem Geländer.

— Jetzt gehen wir tief in die Hocke, sodass Unter- und Oberschenkel in etwa einen rechten Winkel bilden.

— Wir legen den Lappen um eine Sprosse des Geländers, packen beide Enden und fangen mit dem

Polieren an, rechts und links ziehen und stoßen, runter und hoch.

— Dabei richtig reinhängen. Rücken gerade, Brustbein raus.

Die Übung wird anstrengender, je näher wir mit den Füßen an das Geländer heranrücken.

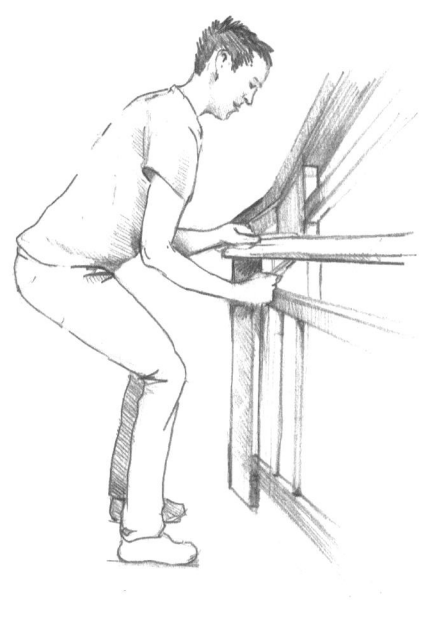

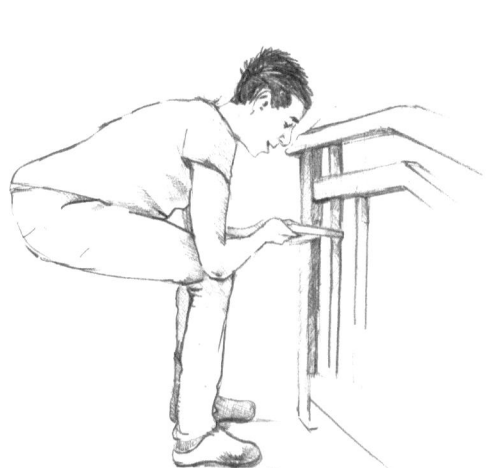

37_
TREPPENSCHLEPPEN
Alle Streckmuskeln des Körpers: Po, unterer und oberer Rücken

Meine Oma hat zwar recht, doch auch das Gegenteil ihres Lieblingsspruchs ist richtig: «Nichts ist so gut, dass es nicht auch für was schlecht ist.» Als ich noch geraucht habe, war der Balkon für mich ein sehnsuchtsvoller Hort der Ruhe, und die Pflanzen blühten in ihren Kästen grün und satt wie Butterblumen auf einer Almweide, mir zur Freude und stets sorgsam umhegt. Seit letztem Sommer ist Schluss mit den Zigaretten – und der Balkon hat sich zur staubigen No-go-Area gewandelt. Das liegt auch daran, dass die Kinder mittlerweile mobil genug sind, um auf die Rattanbank zu klettern und sich über die Brüstung zu stürzen, sobald man die Balkontür öffnet. Was für beide ganz oben auf ihrer «10 Dinge, die du unbedingt gemacht haben musst, bevor du vier wirst»-Liste zu stehen scheint. Dass die Blumen schon vor zwei Wochen dringend Wasser gebraucht hätten, sehe ich meist erst, wenn ich auf der Straße vorbeigehe und hoch zu unserer Wohnung schaue. Aber dann ist es zu spät. Dafür kann Anke mal wieder zu ihrem Lieblingsladen, dem Obi, fahren und mit den Kindern neue Pflanzen kaufen. Das bedeutet für mich einen Nachmittag frei und ein schweißtreibendes Workout, denn schließlich will auch der 40-Liter-Sack Blumenerde die Treppe raufgeschleppt sein.

__ Am Fuß der Treppe gehen wir tief in die Hocke, Rücken gerade und Brustbein raus.

__ Die Knie bleiben über den Füßen!

__ Wir packen den Sack mit beiden Händen und schwingen ihn mit gestreckten Armen drei oder auch vier Stufen hoch. Auf Fitnessisch heißt das Kettlebell-Swing. Dann steigen wir der Blumenerde mit einem großen Schritt hinterher und wiederholen das Ganze. Bis wir oben sind.

__ Achtung, Männer in stark frequentierten Treppenhäusern: Klempnerspalten-Alarm!

Auf die gleiche Art kann man natürlich jegliches Gewicht nach oben wuchten.

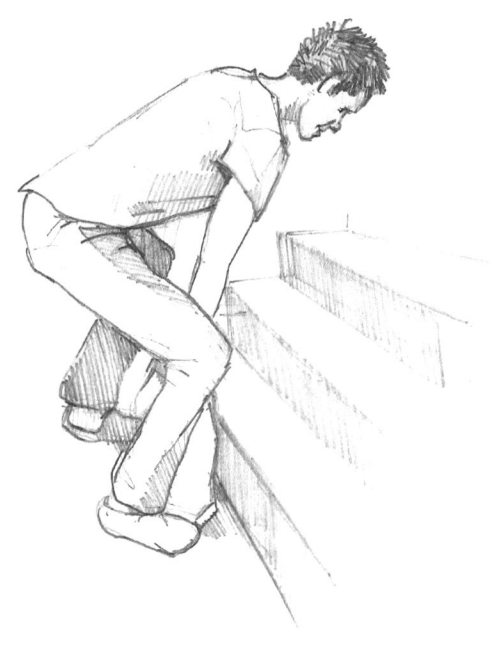

TREPPEN STEIGEN

*D*ass Treppen steigen das Beste überhaupt ist, weiß mittlerweile jeder. Die Uni Genf hat es jüngst noch einmal untersucht und wissenschaftlich belegt. Im Rahmen einer Studie mussten Universitätsmitarbeiter mit einem bis dahin eher bewegungsarmen Lebensstil auf den Aufzug verzichten. Nach zwölf Wochen hatte sich die Sauerstoffaufnahme als Maßstab der aerobischen Leistungsfähigkeit um durchschnittlich 8,6 Prozent erhöht. Damit wurde zugleich das Sterblichkeitsrisiko um 15 Prozent verringert. Zugleich ging der Hüftumfang um durchschnittlich 1,8 Prozent zurück, das Gewicht um 0,7 Prozent, die Fettmasse um 1,7 Prozent, der diastolische Blutdruck um 2,3 Prozent und das LDL-Cholesterin um 3,9 Prozent.

Treppen steigen trainiert die Atmung, das Herz-Kreislauf-System sowie Po-, Oberschenkel- und Wadenmuskulatur. Sabine Kind von der Deutschen Hochschule für Prävention und Gesundheitsmanagement in Saarbrücken rät zum Intervalltraining: zwei Treppen rennen, eine langsam und so weiter. 400 Stufen entsprächen einer 15-minütigen Jogging-Einheit. Was sich wieder nicht nach sooo viel anhört, wenn man sich erinnert, dass es bis ganz oben auf die Spitze des Kölner Doms 533 Stufen sind. Und danach war in der achten Klasse der Schulausflug ja gelaufen.

Wir halten fest: Es ist gesund. Und wenn der Aufzug mal ausfällt, sieht man in jedem Fall besser aus als die Kollegen. Aber wir wollen mehr! Also am besten die Treppe hochjoggen und runtersprinten? Im Prinzip ja – wenn wir Vorstand der Deutschen Bank sind und morgens als Erster ins Büro kommen (stelle ich mir so vor!). Denn wenn wir uns schon zum Affen machen, müssen wir unseren Kollegen, Nachbarn und Mitmenschen nicht auch noch mit unserem Gepolter auf die Nerven gehen.

Deshalb haben wir eine völlig neue Reihe von Treppenübungen konzipiert – gewissermaßen *The Ninja Way To Stair Climbing*. Lautlos also. Dazu passiert es noch in Zeitlupe, und wenn man sich ganz doll konzentriert, bekommt man ein Achtsamkeitssternchen! Also bitte!

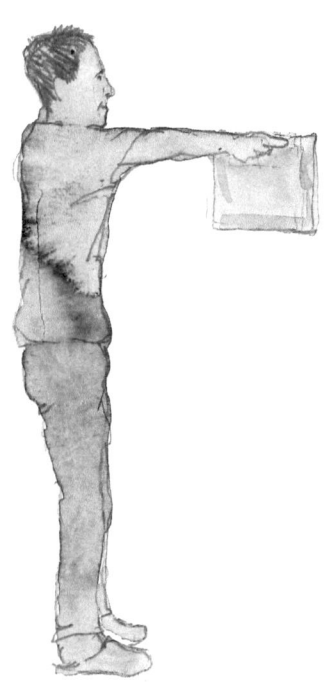

38_A_HOCH

Vordere Schulter, vordere Oberschenkel, Po

Wir fangen gleich mal mit zwei Stufen auf einmal an.

__ Alles wieder ganz langsam. Bein heben, Ausfallschritt auf die Treppenstufe.

__ Arme nach vorne ausstrecken, Gewicht auf das vordere Bein verlagern, Rücken gerade.

__ Dann ohne Schwung das vordere Bein durchdrücken. Langsam und kontrolliert, nicht hampeln oder stolpern.

Steigerung: Drei Stufen auf einmal nehmen!

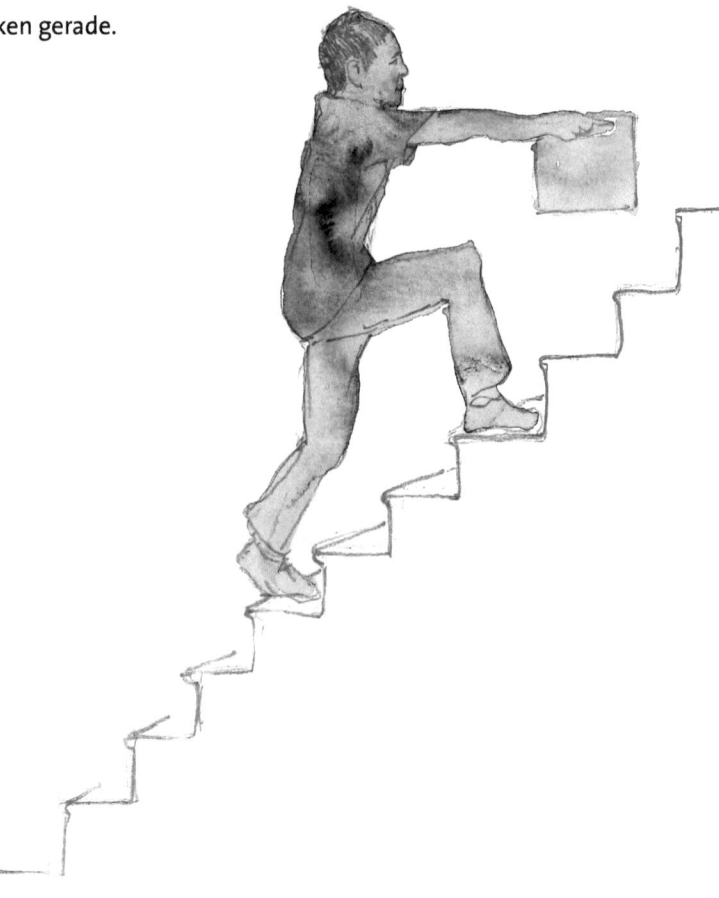

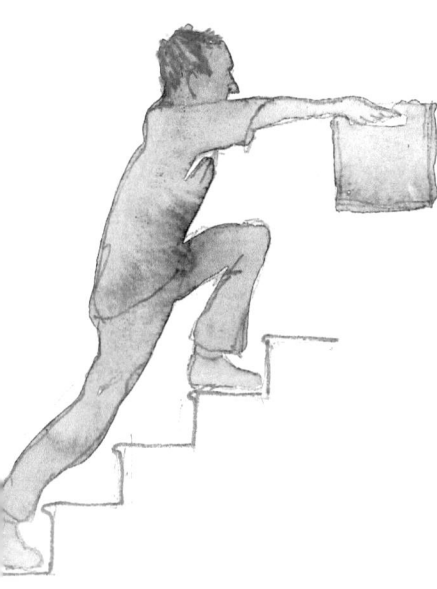

Variante: Dabei einen Getränke-
kasten oder eine Einkaufstasche die
Treppe hochtragen.

— Wir greifen seitlich und strecken
die Arme gerade nach vorne.

— Aufpassen: Nicht die Schultern
hochziehen und / oder verkrampfen!

— Dann wie gehabt Ausfallschritt,
Gewichtsverlagerung und die Stufe
nehmen.

— Die Arme immer gestreckt
lassen!

— Das Gegengewicht macht es
einfacher, die Balance zu halten.
Gleichzeitig ist es hölleanstrengend
für Oberarme und Schultern – und
das selbst mit einem leeren Kasten …

38_B_HOCH (HÜPFEN)

Vordere Oberschenkel, Po, Muskulatur der Sprunggelenke und der Füße

Zugegeben: Um das wie ein Ninja zu schaffen, muss man schon etwas geübt sein, sonst poltert es gar zu sehr. Aber es gibt ja noch U-Bahnhöfe, und wenn man die Kinder aus der Kita holt, darf man ruhig auch mal etwas Lärm zurückgeben. Außerdem schindet es tierisch Eindruck. Nur aufpassen, dass es keiner von den Kleinen nachmacht und dabei die Treppe runterfällt.

_ Wir gehen am Fuß der Treppe in die Hocke und sehen ungefähr so aus wie ein Skispringer kurz vor dem Absprung.

_ Hopp – zwei Stufen auf einmal, mit beiden Füßen gleichzeitig landen und sofort strecken.

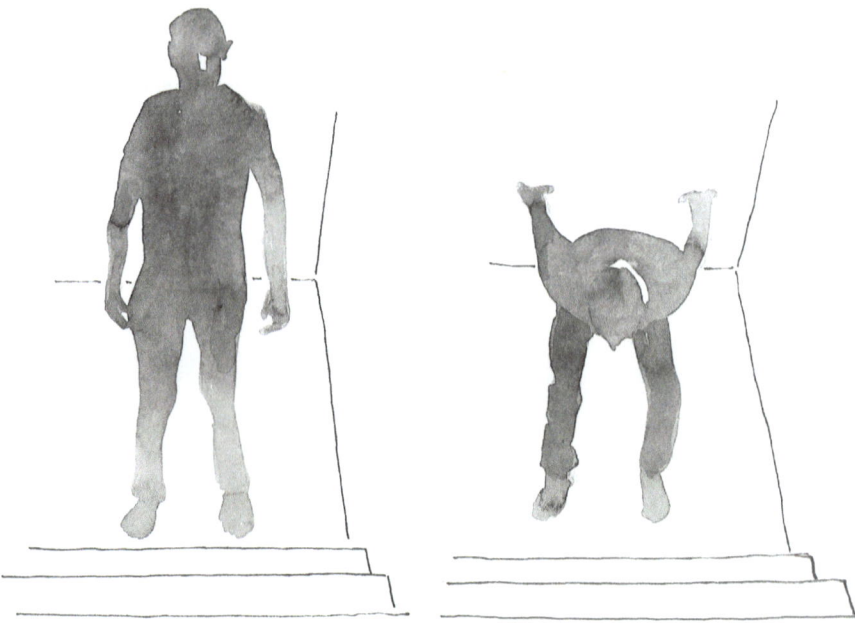

Mal probieren: So leise und sicher wie möglich landen, ganz
elegant. Das ist nicht nur gut für die Nachbarn, sondern auch
für die Muskulatur, dazu muss man nämlich einiges an Spannung aufwenden. Nach der Landung gleich wieder runter, neue
Schanze, und hopp! Und so weiter.

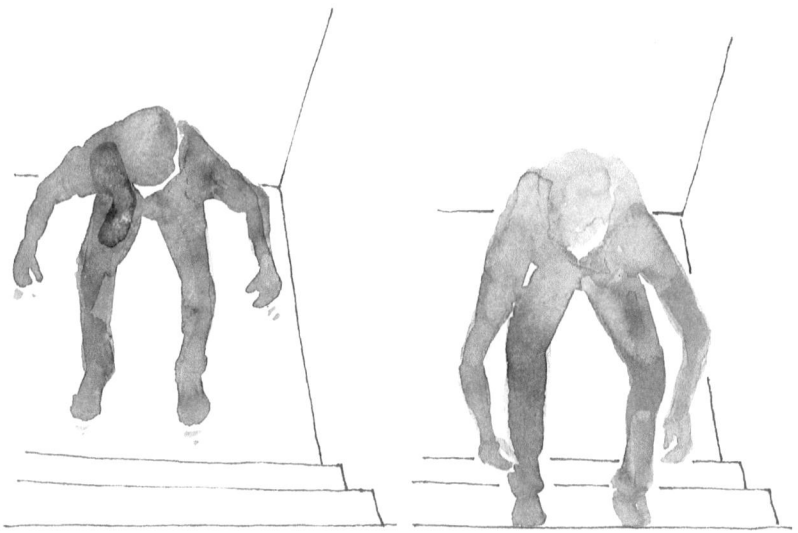

38_C_RUNTER

Vordere Oberschenkel, Po

__ Wir gehen leicht in die Knie.

__ Ein Bein gerade vorstrecken.

__ Mit dem anderen weiter ins Knie gehen.

__ Dabei den Oberkörper leicht nach vorne beugen und stabil im Zentrum bleiben, also nicht rumwackeln: Spannung und Kontrolle!

__ Langsam immer weiter runter, bis man den Fuß schließlich ganz aufsetzen kann.

__ Übergangslos mit dem anderen Bein die nächste Stufe in Angriff nehmen. Und so weiter.

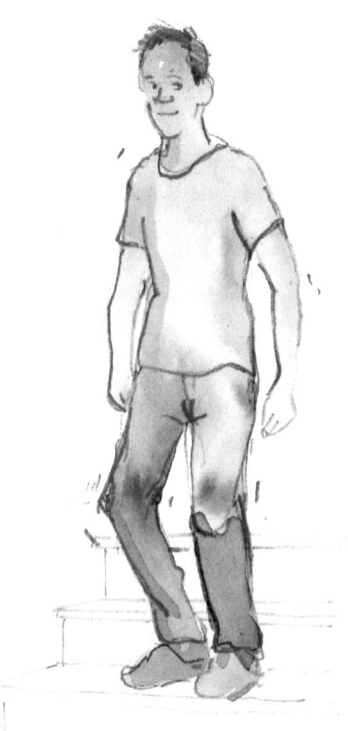

Wer das draufhat, kann mal versuchen, zwei Stufen auf einmal zu nehmen. Das Ganze natürlich auch wieder langsam, kontrolliert und mit Spannung. Auf die Art reichen zwei Stockwerke, und man hat am nächsten Tag Muskelkater. Ich zumindest. Aber zum Glück wohnen wir in der ersten Etage ...

Wenn man diese Übung perfekt beherrscht, sieht es aus wie Moonwalk die Treppe runter.

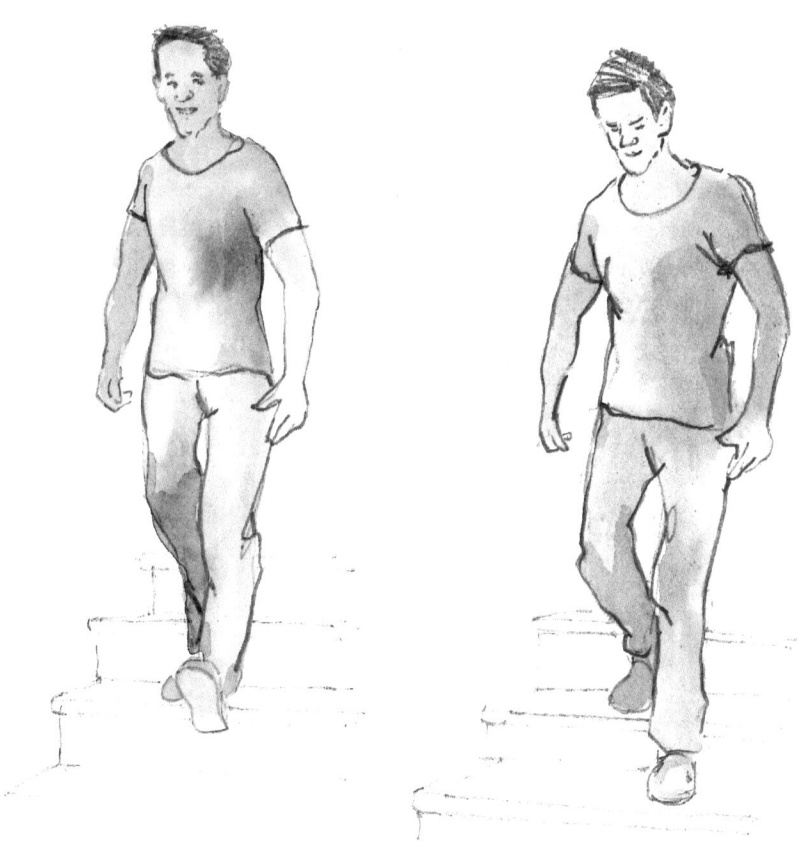

39—
TÜREN WISCHEN
Bizeps und breite Rückenmuskulatur

*E*s gibt mit Sicherheit Studien über den Einfluss der Gesellschaft aufs Wohndesign. Die niederländische Gewohnheit, auf Jalousien und Vorhänge zu verzichten, geht angeblich auf den Calvinismus zurück: Brave Bürger haben nichts zu verbergen. Damit man dabei stylemäßig gut wegkommt, wurde das Dutch Design erfunden. Dessen notorische Schnörkellosigkeit verrät dem Hausmann in mir aber auch, wer hier wischt und putzt: man selbst! Glatte Flächen statt Reliefs und Ornamente, Rundungen statt Ecken und Kanten, das spart Arbeit und Nerven. Bei unserer Altbauwohnung, deren erste Bewohner preußische Beamte waren und einen Seitenflügel voller Dienstboten hatten, wurde darauf natürlich keine Rücksicht genommen: Jeder Stuckengel an der Decke knabbert an einem Pergel Trauben, von denen jede ihr eigenes Staubkrönchen trägt. Auch die alten Flügeltüren bieten dem Staub mit ihren Rillen und Leistchen ungefähr so viele Stufen zum friedvollen Ausruhen wie der Aztekentempel von Chichén Itzá. Aber da soll er es sich bloß nicht zu gemütlich machen!

— Wir stehen schulterbreit vor der geöffneten Flügeltür.

— Mit links halten wir uns auf Höhe des Ellenbogens an der Tür fest.

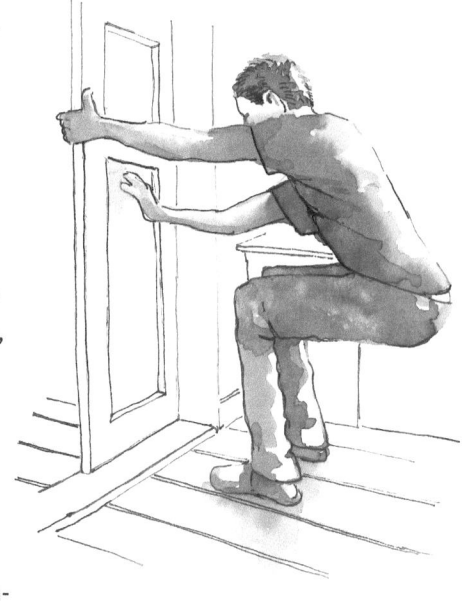

— Jetzt gehen wir tief in die Hocke und strecken dabei den linken Arm, während wir mit rechts wischen.

— Wir ziehen uns mit links nach oben und näher an die Tür heran. Wie immer: Brustbein raus!

— Langsam wieder nach hinten sinken, bis der linke Arm fast durchgestreckt ist. Aber nur fast, damit der Muskel weiter angespannt bleibt.

— Nach der Hälfte Arme wechseln.

— Je näher man mit den Füßen an der Tür steht, desto anstrengender ist die Übung.

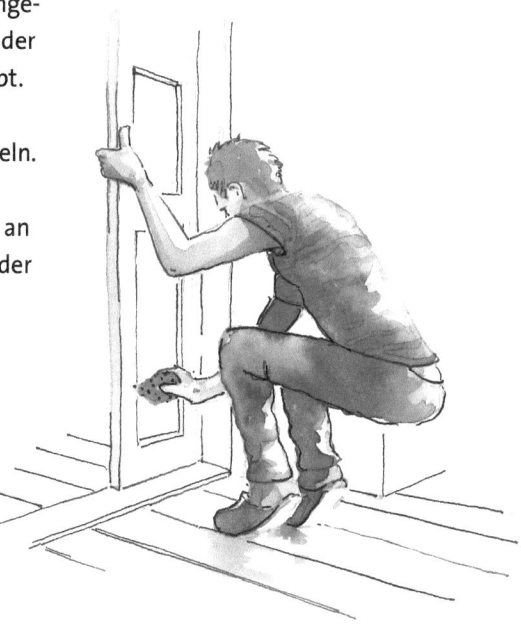

39_B_FESTHALTEN AM GRIFF

n dieser Variante halten wir uns mit einer Hand am Türgriff fest. Wer so zarte Künstlerhände hat wie ich, darf sie gerne mit einem Handschuh oder Lappen schonen. Balz hat mich deshalb natürlich gleich gedisst. Grobian!

_ Wir nehmen den Griff von unten zwischen die Finger. So haben wir ihn am besten gepackt.

_ Dann in die Hocke gehen und wischen, wie oben.

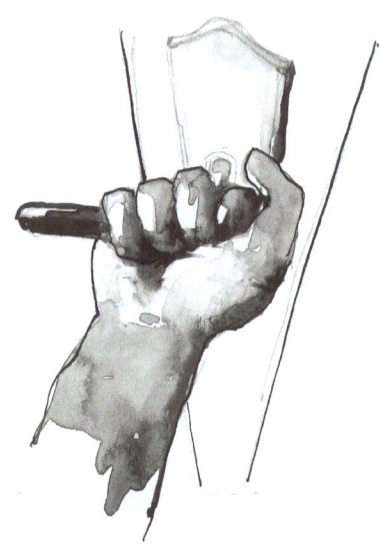

Achtung: Die Tür unbedingt zuschließen, sonst kann man sich ganz böse den Steiß stoßen! Das Gleiche gilt bei Klinken, die nicht ganz fest sitzen – erst reparieren!

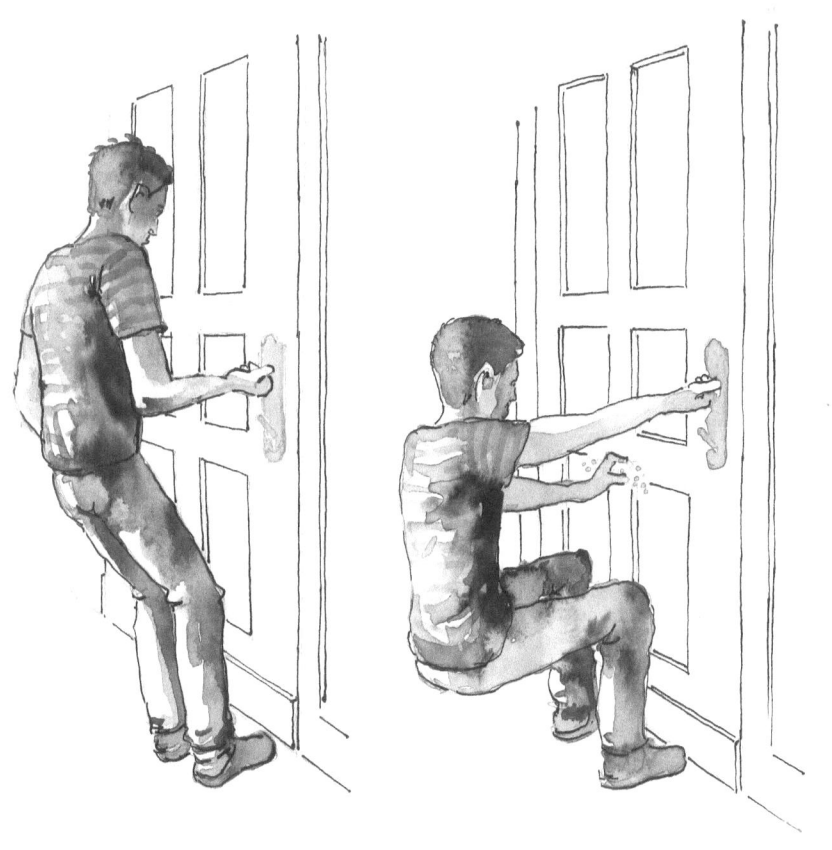

40__
WÄSCHE AUFHÄNGEN

*A*ls Kinder spielten wir nachmittags immer auf der Straße Fußball. Um sechs ging es rein die Sesamstraße schauen, später *Simon & Simon* oder *Ein Colt für alle Fälle*. Fast genauso gut war die Werbung: Herr Kaiser, Meister Propper und natürlich der Weiße Riese! Über Hügel und Täler spannen sich Wäscheleinen, die eine junge Dame mit strahlend weißen Laken behängt. Wenn sie das ohne Caddy schafft, hat sie schon Sport genug gemacht. Wer daheim den Wäscheständer bestückt, macht meist eine weniger gute Figur. Aber das muss nicht sein!

40__A__AM WÄSCHESTÄNDER
Hintere Oberschenkel, Po, unterer Rücken

*M*it dieser Übung gewinnt man die Eleganz einer Ballerina, sie trainiert die Balance, die tiefe Muskulatur und verleiht Stabilität in den Knien. Dabei ist sie ganz einfach. Man hängt die Wäsche schlicht auf einem Bein stehend auf, und zwar barfuß oder in Socken. Ausgangsposition ist mittig vor dem Wäscheständer, der Wäschekorb steht auf dem Boden. Wer erst mit dem Training anfängt, darf ihn auch auf einen Stuhl stellen.

— Füße hüftbreit, Knie leicht gebeugt.

— Linkes Bein anheben und nach hinten führen, den geraden Oberkörper zum Wäschekorb neigen.

— Dabei Rücken gerade, Brust raus, Schulterblätter zusammenziehen.

— Das hintere Bein heben wir so weit hoch wie möglich. Bei der Gymnastik heißt das «Standwaage», beim Yoga «Krieger 2».

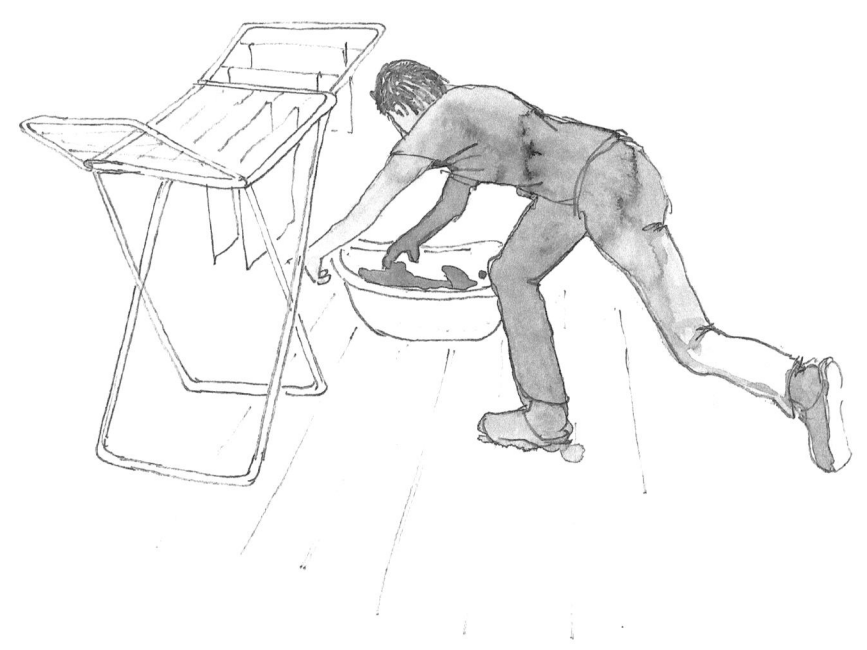

156 — Ein Wäschestück greifen, den Oberkörper wieder aufrichten.

— Gleichzeitig sinkt das linke Bein, bis der Fuß leicht den Boden berühren kann.

— Jetzt machen wir mit dem rechten Bein eine kleine Kniebeuge. Dabei Po nach hinten und Rücken gerade!

— Zum Wäscheaufhängen dürfen wir uns kurz auf beide Beine stellen, bleiben dabei aber in der Hocke.

— Und wieder alles von vorne.

— Nach der Hälfte wechseln wir das Standbein. Achtung: Die Standposition wird nicht verändert!

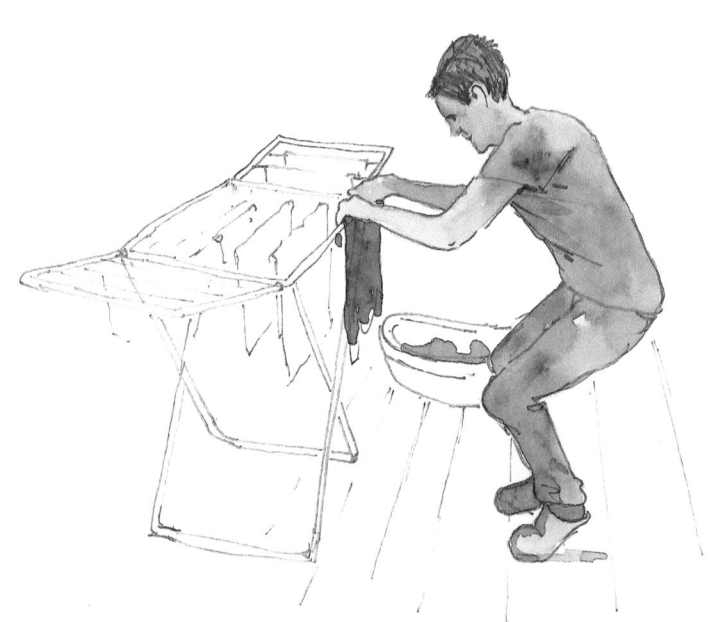

Während sich der Wäscheständer füllt, muss man sich also ziemlich strecken – und dabei immer das Gleichgewicht wahren. Spätestens nach der Hälfte muss man dringend den Fuß wechseln. Außer man ist Angehöriger eines Naturvolks und geht ohnehin den ganzen Tag barfuß. Für alle anderen ist die Übung ein Top-Training der Fußmuskulatur. Also aufgepasst, ihr Platt-, Senk- und Spreizfüße!

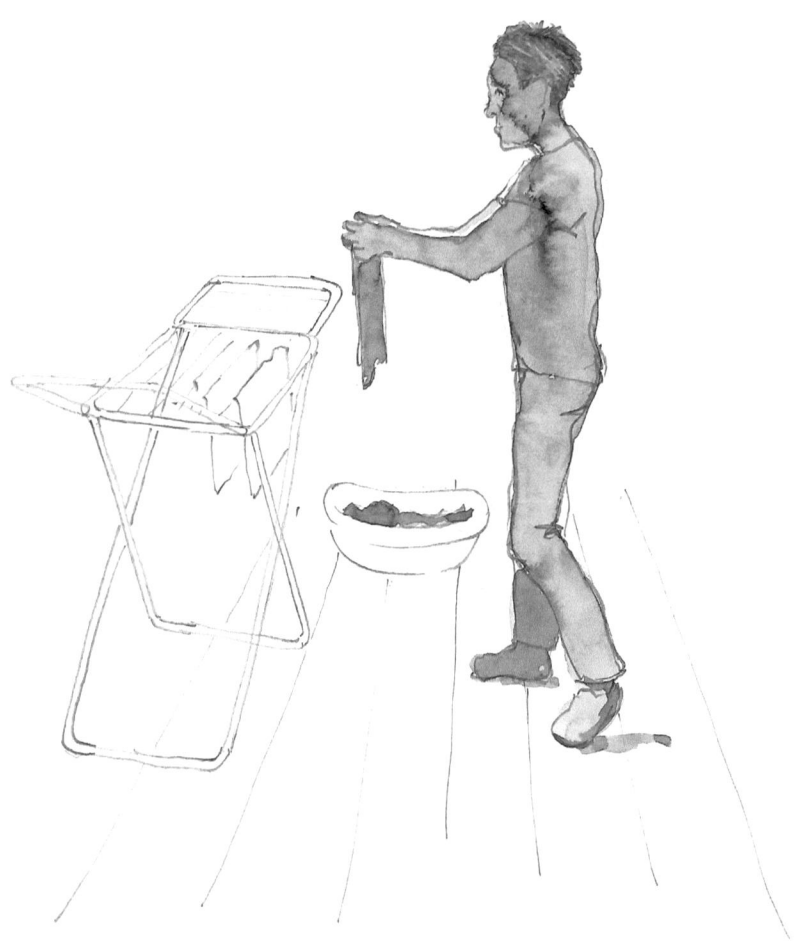

40_B_AN DER LEINE

Brust-, Bein- und Fußmuskulatur, Trizeps

O kay, ich gebe zu: Die vorige Übung ist von mir. Für Balz fällt sie eher unter Gymnastik. Was aus seinem Mund wie ein Schimpfwort klingt. Aber er ist nun mal der Trainer, und wir wollen uns ja auch anstrengen:

__ Wir stehen schulterbreit etwa einen halben Meter vor der Wäscheleine und gehen mit beiden Händen zu Boden.

__ Mit den Beinen nach hinten hüpfen – Liegestütz!

__ Wieder nach vorne in die Hocke hüpfen, Wäsche aus dem Korb nehmen.

__ Aus der Hocke mit voller Power aufspringen!

__ Beim Landen nicht vergessen, die Wäsche aufzuhängen.

__ Dann wieder runter mit den Händen und von vorne.

Aber hinterher nicht heulen, dass man nach dem Aufhängen gleich eine neue Maschine starten muss (Teufelskreis zur Traumfigur!), man ist jedenfalls nassgeschwitzt.

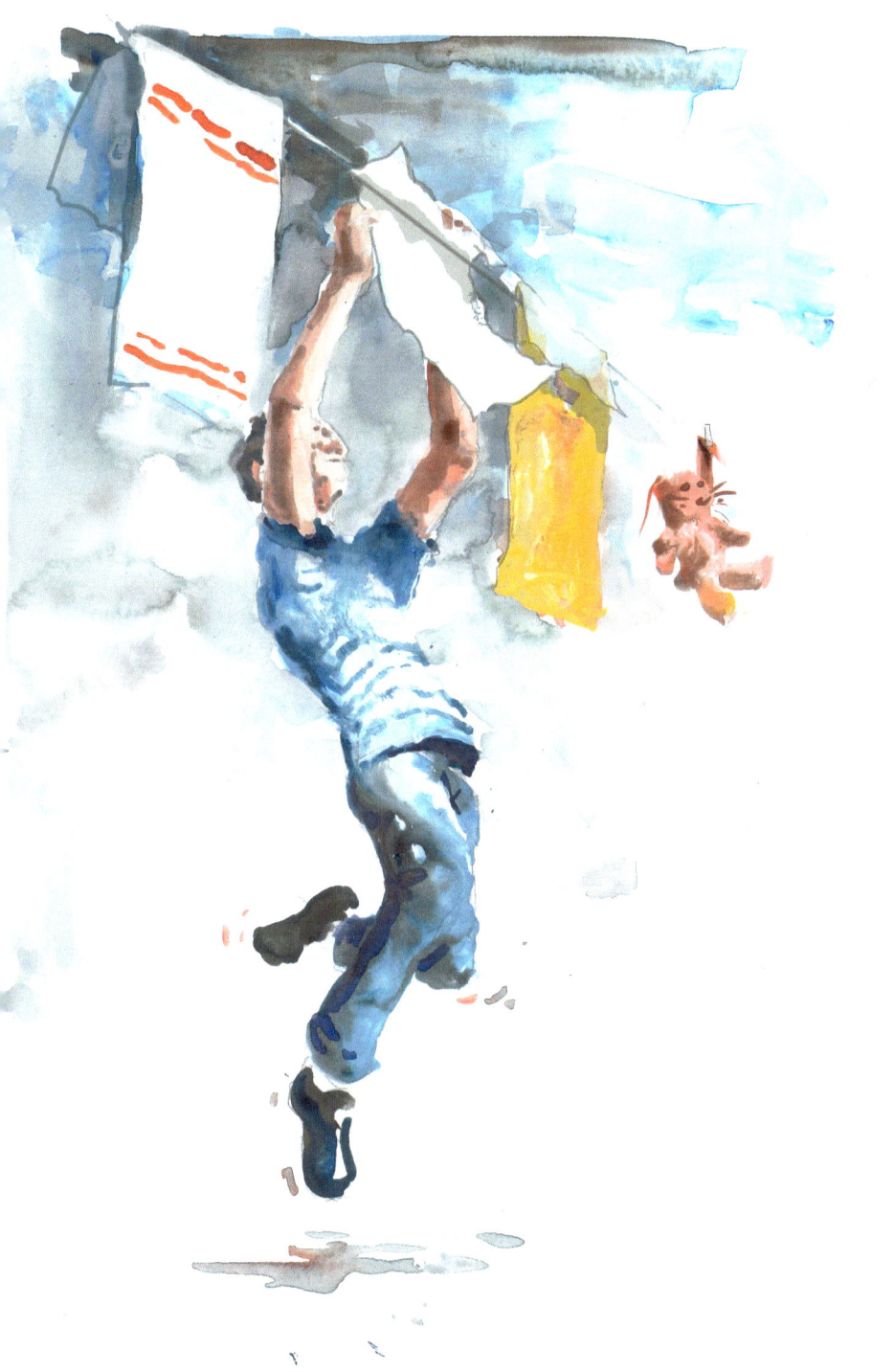

Wer kleine Kinder hat und das für jeden der fünfundsiebzig Bodys, Strampler und Pullis macht, stellt keine Fragen mehr. Kinderklamotten haben den Vorteil, dass man keinen Ärger bekommt, wenn man sie krumpelig aufhängt. Dafür bietet sich hier – Variation von mir! – eine tolle Kombi-Übung an, gewissermaßen ein Wäsche-Biathlon: Erst volle Belastung durch Liegestütz und Hüpfen. Und dann Wäsche zusammenlegen mit der Akkuratesse eines Origami-Großmeisters! So sind am Ende alle zufrieden.

Ich fand diese Übung erst absurd, weil sie zugegebenermaßen einen erheblichen Mehraufwand bedeutet. Andererseits hat man so immerhin einen Grund für die Liegestütze, und es wird einem mal bewusst, wie viel Zeug man ständig wäscht. Da überlegt man sich bisweilen doch, ein T-Shirt noch einen zweiten Tag zu tragen. Einen ganzen Korb schaffe ich allerdings trotzdem nur, wenn es um Bettwäsche und Handtücher geht.

Natürlich geht die Übung auch am Wäscheständer. An der Leine ergibt das Gehüpfe aber deutlich mehr Sinn. Wäre vielleicht auch sehr als unsichtbares Training für Beach-Volleyballer geeignet!

Sprungmuskeln in den Füßen, Beinabspreizer

*W*ir stehen ganz rechts vor dem Wäscheständer, die Füße hüftbreit auseinander, den Wäschekorb haben wir direkt rechts neben uns.

— In die Hocke gehen und ein Wäschestück nehmen.

— Brustbein raus, Po nach hinten schieben.

— Arme anwinkeln, Schwung holen.

— Mit weit gespreizten Beinen und so weit und hoch wie möglich nach links springen.

— Landen in der Kniebeugeposition.

— Wäsche aufhängen.

— Hopp – wieder zum Korb zurückspringen und alles von vorne.

Wäsche gehört mit Saugen, Einkaufen, Putzen und Staubwischen zu unseren Big Five: Mindestens eins davon ist täglich fällig. Gerade deshalb hat man oft keine Lust – schon wieder ... Der Trick: Sieh's als Training, mach was für dich! Mach Hopmop! «Reframing» heißt das im Coaching. Es funktioniert.

Ich versuche, über die Woche jede Wäscheübung einmal zu machen, je nach Tagesform. Eher ruhig und besinnlich – A. Zum Auspowern – B. Zum Musikhören und Abzappeln – C.

41_
WASCHMASCHINE AUSRÄUMEN
Bauch, Hüftbeugemuskel

Wenn man unseren Haushalt mit George Orwells *Farm der Tiere* vergleicht, dann ist unsere Waschmaschine Boxer, das Pferd: Treu, stark, gutmütig und uneitel versieht sie ihren Dienst, ohne je zu streiken, auch wenn die dritte Ladung an einem Tag ansteht. Geduldig lässt sie es über sich ergehen, dass die Kinder mit ihren Klebefingern an ihr herumdrücken oder auf der Klappe schaukeln, und ihr breiter Rücken bietet auch noch der Wickelauflage Platz. Ihr Surren, Plätschern und Rauschen erfüllt die Wohnung mit einer Atmosphäre aufgeräumter Betriebsamkeit. Dabei lässt sie sich auch von 1600 Umdrehungen nicht aus der Ruhe bringen, gerade so, als gelte es zu beweisen, dass Klappern eben nicht unbedingt zum Handwerk gehört. Mit klarer Stimme singe ich ihr Lied:

Waschmaschine, Waschmaschine, du bist die Beste auf der Welt! Möge deine Trommel stets glänzen und dein Heizstab klingen so glockenklar wie am ersten Tag! Mögest du gurren und surren, brummen und schnurren, wie immer es dir gefällt. Gott schenke dir ein langes Leben, du Wackere, der man so wenig dankt.

Wer dies liest, mag sich an den Kopf greifen. Er wird aber auch verstehen, dass mir kein Zacken dabei aus der Krone bricht, mich, wenn schon nicht vor unserer Waschmaschine hinzuknien, dann doch hinzulegen. Und sei es nur, um meinen Bauch zu straffen. Und das geht so:

__ Man stellt den Wäschekorb ungefähr anderthalb Meter vor der Waschmaschine ab.

__ Hinsetzen mit dem Rücken zur Klappe.

___ Die Beine 90 Grad anwinkeln, die Füße flach auf den Boden.

___ Jetzt Brust raus und langsam den Rücken absenken, die Arme gestreckt nach hinten, noch weiter – halt! Nicht ganz hinlegen!

___ Jetzt hinter dem Rücken in der Waschmaschine kramen, bis man etwas zu fassen kriegt.

___ Aber nicht mogeln: Immer nur ein Kleidungsstück auf einmal! Dann wieder hoch und im Korb ablegen. Und wieder runter. Bis die Maschine leer ist!

Variante: Mit Schmackes hoch und das Wäschestück in den Korb werfen!

Wer sich nicht auf den Boden setzen mag, weil's da schmutzig ist: Erst unsere Übung 16, «Fußboden wischen», vorschalten!

Steigerung: Die Füße hochnehmen, Unterschenkel parallel zum Boden.

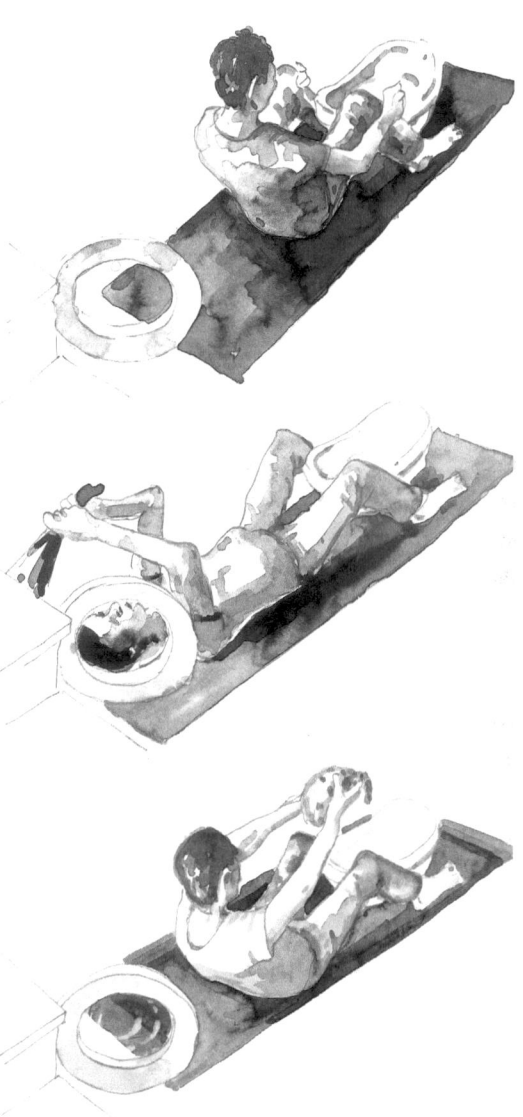

42_
WOHNZIMMERTISCH ABWISCHEN
Po und Rücken

Mein Sohn Isidor ist das lauteste Baby der Welt. Wenn ich das erzähle, lächeln die meisten nachsichtig und sagen so etwas wie: «Wahrscheinlich wird er mal Opernsänger.» Aber stell dir vor: Lemmy von Motörhead übernimmt die Glas-schredderparts von Oskar Matzerath. Genau so hört es sich an. Frau Blum aus dem Erdgeschoss, die 85 ist und noch die Bombardierung Berlins mitbekommen hat, nennt ihn einen «kleinen Teufel». Ich habe immer unmittelbar das Gefühl, mein Gehirn schmilzt. Anke schickt mich dann schnell raus und singt «Der Kuckuck und der Esel». Doch Nichtstun funktioniert bei mir nicht. Deshalb finde ich, um mich von dem Geschrei abzu-lenken, Yoga ganz gut: Vierfüßlerstand, einatmen, ausatmen, Katze, Kuh, lass!, los! Außerdem kann man dabei ziemlich gut den Couchtisch wischen:

__ Vierfüßlerstand: Knie unterm Becken, Hände unter den Schultern, Brustbein rausgedrückt, Rücken gerade.

__ Mit der Lappenhand unter dem Körper durchgreifen und wischen. Rotation der oberen Wirbelsäule!

__ Dazu streckt man das Bein auf Lappenhand-Seite und drückt die Ferse Richtung Zimmerdecke.

__ Das Gleiche mit der anderen Hand.

Das Ganze ist hölleanstrengend und ein ziemliches Gewackel – Spezialeinsatz für die tiefe Muskulatur!

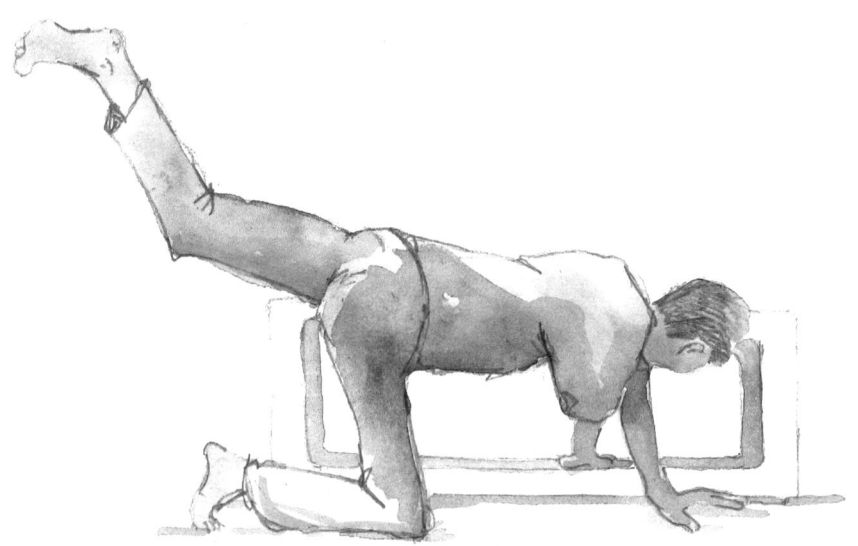

Variation: Ohne Rotation, dafür mit Frontstreckung des Armes – wenn man mal unter der Couch nach Schnullern suchen will. Die helfen bei Isidor allerdings leider auch nicht.

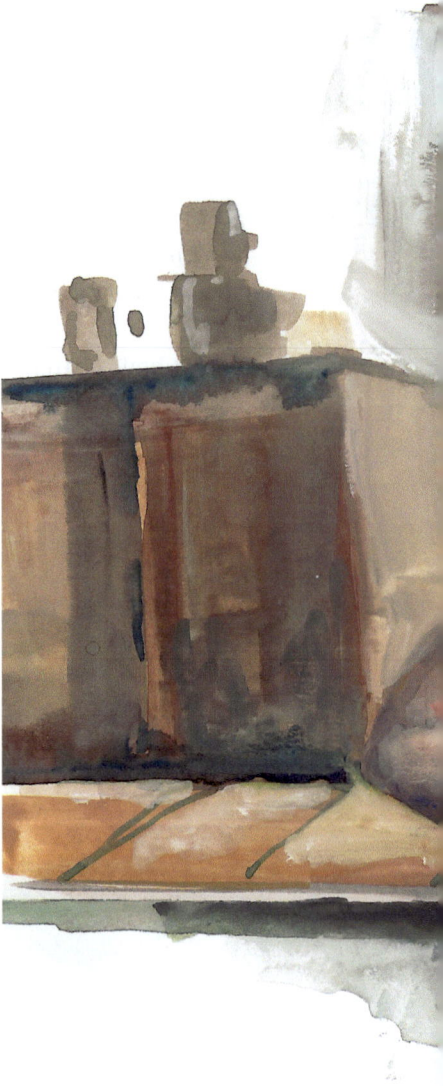

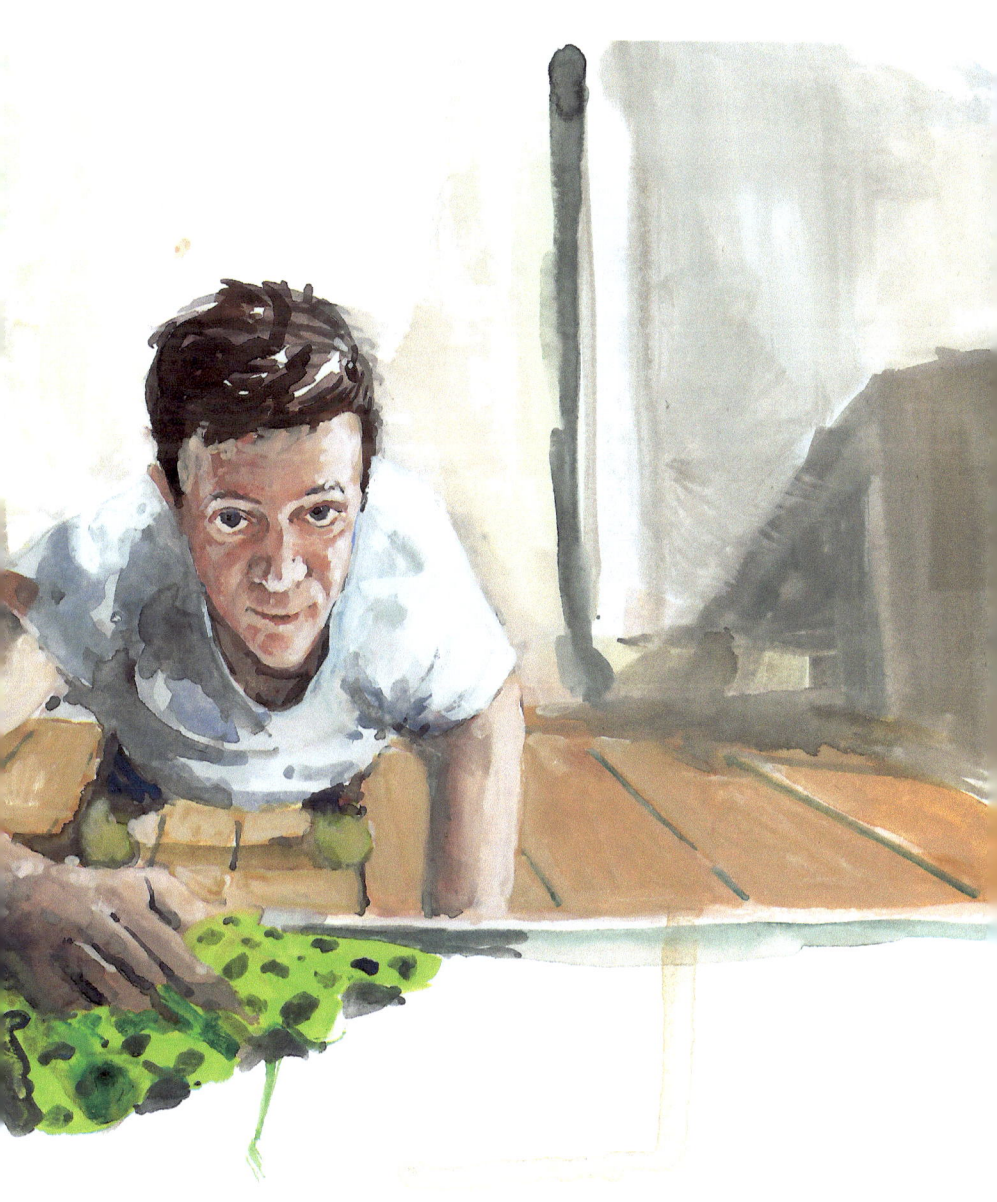

43_
ZÄHNE PUTZEN

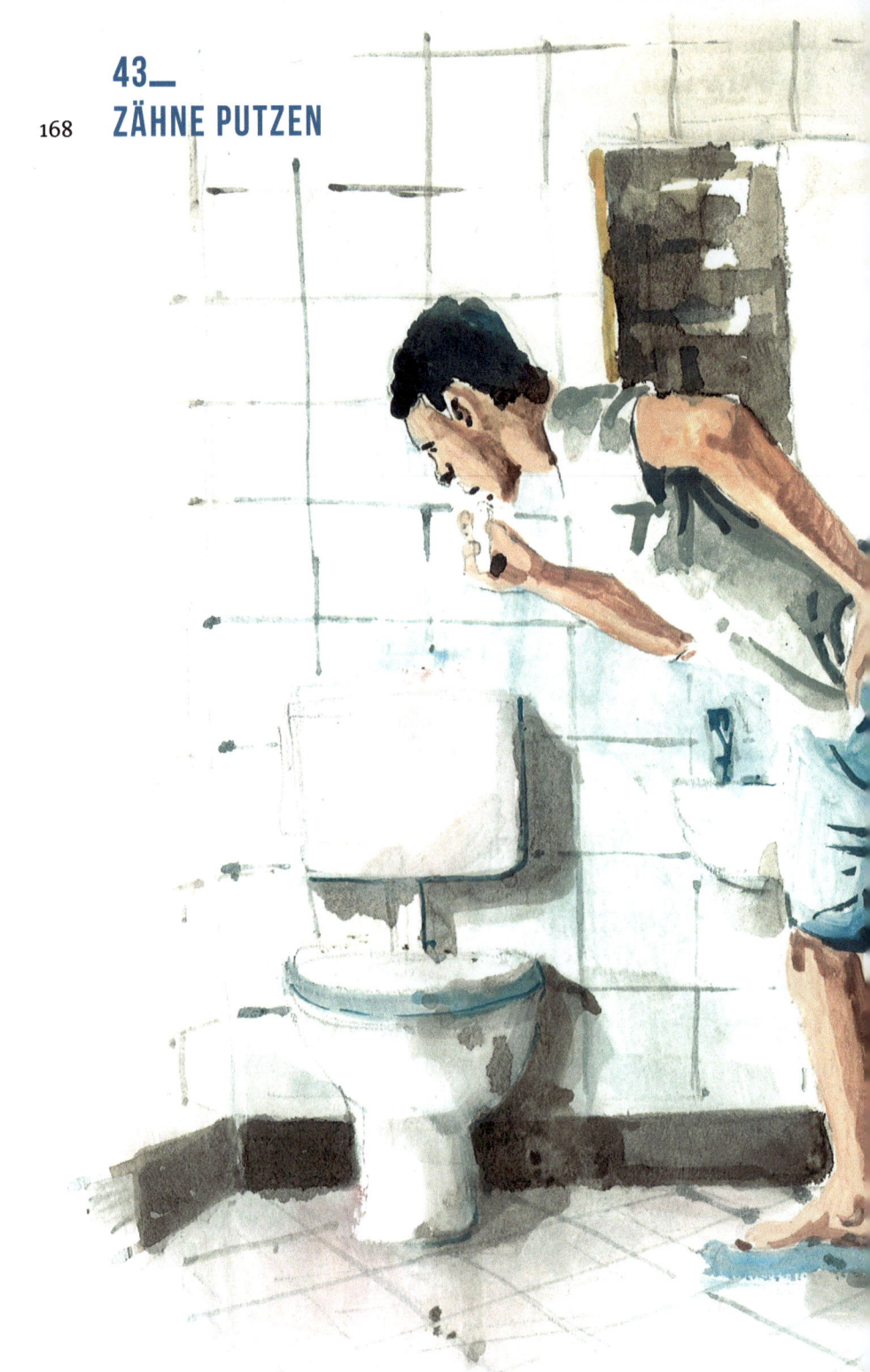

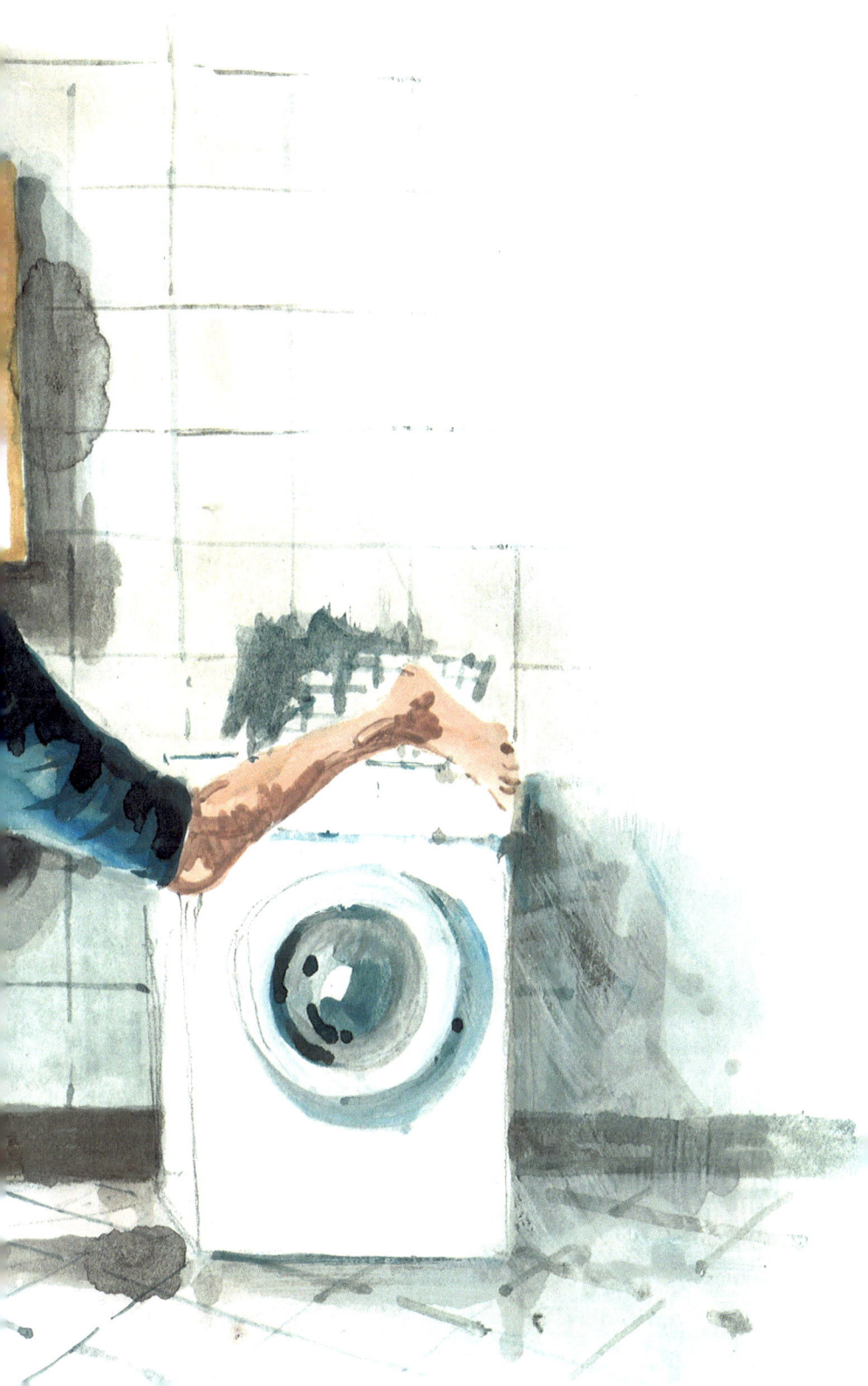

43—
ZÄHNE PUTZEN

Fußmuskulatur, großer Gesäßmuskel, hinterer Oberschenkel, unterer Rücken

43—A—EINFACH AUF EINEM BEIN

Für diese Übung hat selbst der faulste Haushaltsmuffel keine Ausrede, denn Zähneputzen muss sein. Ob zwei- oder dreimal täglich, ob jeweils zwei Minuten oder drei – je öfter und länger, desto besser! Doch selbst vier Minuten pro Tag sind mehr, als mancher Physiotherapeut von seinen Patienten erwartet. Also Zahnbürste rein, ein Bein hochheben, unten innen, unten außen putzen, Bein wechseln, oben innen, oben außen. Fertig. Das Geruckel durch die Bürsterei sorgt für permanente Instabilität, die Bein- und Rumpfmuskulatur ausgleichen müssen. Wie bei allen Übungen auf einem Bein: Barfuß ist besser! Schwerer machen kann man es sich, indem man das eine Bein richtig hoch anwinkelt, also das Knie hochzieht und dabei Winke-Bewegungen macht.

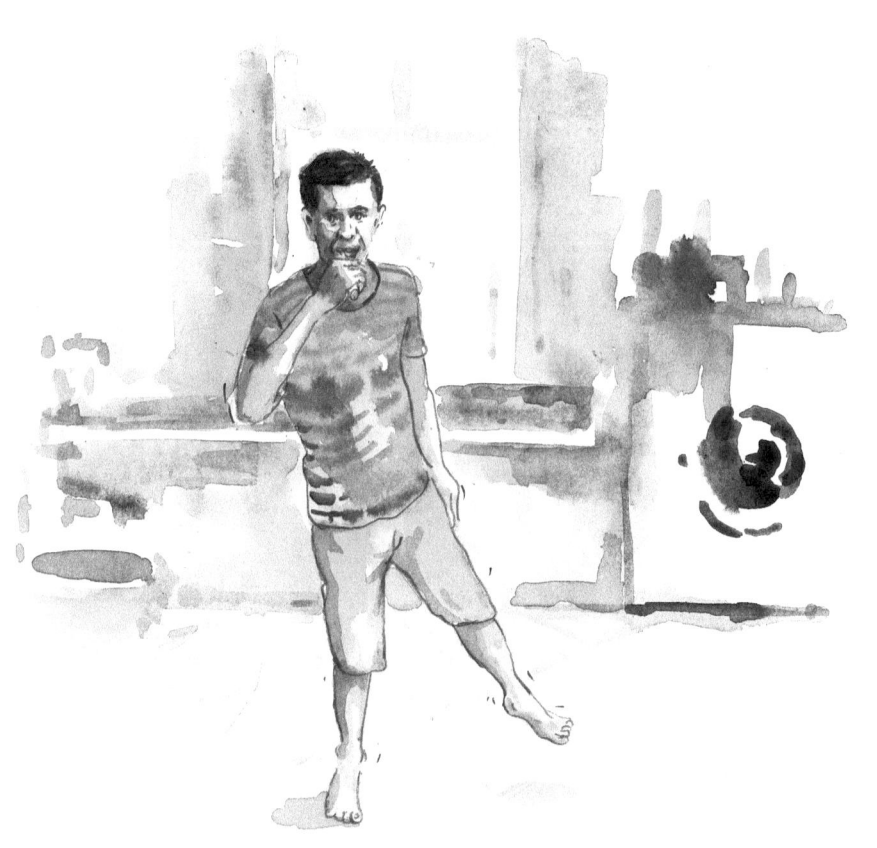

43_B_NEBENHER DAS WASCHBECKEN PUTZEN

Menschen mit elektrischer oder Ultraschallzahnbürste, die selbst nicht mehr zu schubbern brauchen, müssen sich anderweitig behelfen. Zum Beispiel, indem sie nebenher mit einer Hand das Waschbecken scheuern. Das mache ich zweimal am Tag. Und es ist doch immer staubig. Berlin ...

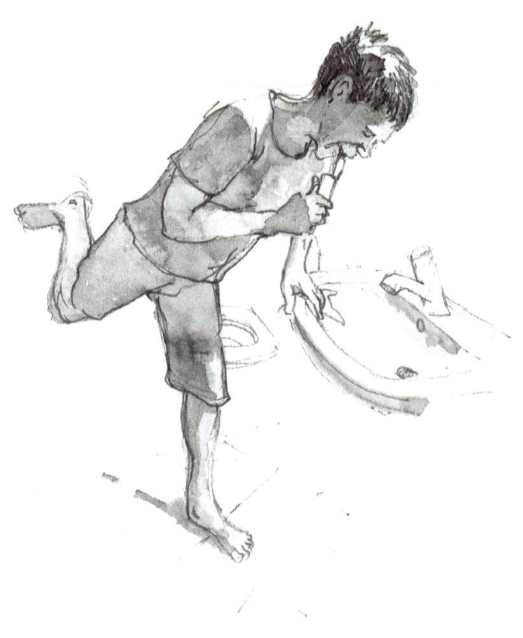

43_C_IN DER STANDWAAGE

*W*er morgens schon oder abends noch Energie genug hat, kann sich auch in der Standwaage die Zähne putzen.

__ Den Oberkörper nach vorne beugen, bis man in die Waagerechte kommt.

__ Gleichzeitig heben wir das Spielbein gestreckt bis auf Hüfthöhe.

__ Für Leute mit kleinem Bad oder noch mehr Power: Knie anwinkeln und den Fuß Richtung Decke drücken.

__ Achtung: Rücken und Becken immer gerade halten, Brustbein raus!

43_D_MIT WACKELIGEM STAND

*N*och schwerer – und das kommt wieder mit besonderen Grüßen von Balz – wird es, wenn man wackelig steht. Also zum Beispiel auf einem dicken Kissen, einem zusammengerollten Handtuch oder einer gefüllten, kräftigen Wärmflasche. Damit wir dabei nicht kopfüber abrauschen und uns die Zahnbürste in den Hals rammen, halten wir uns anfangs mit einer Hand fest. Bitte, ist legitim!

__ Auf Kissen oder Handtuch stellen.

__ Den Oberkörper vorbeugen und Brust raus.

__ Jetzt das freie Bein hinten angewinkelt hochführen. Ferse zur Decke drücken, wieder runter und wieder hoch. Immer weiter. Putzen nicht vergessen.

Wer das kann: Augen zu dabei. Aber nicht neben das Waschbecken spucken!

Die 10 goldenen Regeln

1. **Mach's langsam,** damit es anstrengend wird. Vor allem bei Übungen, in denen Muskelwachstum angestrebt wird, soll die jeweilige Zielmuskulatur möglichst die ganze Zeit unter hoher Spannung stehen.

2. **Mach's schnell,** damit das Herz-Kreislauf-System zu kochen beginnt. Dies gilt grundsätzlich für Bewegungen und Tätigkeiten, die über einen längeren Zeitraum als 2 Minuten am Stück ausgeführt werden. Bei diesen Übungen / Tätigkeiten wird eine Verbesserung des ganzen Herz-Kreislauf-Systems angestrebt, also die Fettverbrennung inklusive einer besseren Kondition.

3. **Mach's selbst,** damit schaffst du dir Widerstände. Genau diese sind es, an denen deine Muskeln, Knochen und dein Herz-Kreislauf-System wachsen – und am Ende auch deine Persönlichkeit. Also weg mit den Krücken der Zivilisation: Fahrstuhl, Rolltreppen, Auto, Küchenmixer und so weiter.

4. **Mach's bis zur Ausbelastung,** damit die Muskeln größer werden können. Muskelzellen wachsen über Superkompensation. Dies erfordert eine komplette Ausbelastung der Zellen während des Trainings, gefolgt von einer Pause. In dieser wächst die Zelle, um dann langsam wieder in ihren Ursprungszustand zurückzufallen. Wollen wir ein Wachstum, müssen wir also die nächste, natürlich hochanstrengende Trainingseinheit genau am Wendepunkt zwischen Wachstum und erneuter Degeneration ansetzen.

5. **Mach's auf einem Bein!** Auch das schafft mehr Belastung. Und das wollen wir ja. Also ruhig selbst überlegen, wo und bei welchen Tätigkeiten du das eine oder andere Bein noch anheben kannst.

6. **Mach's in der Hocke!** Das intensiviert fast jede Tätigkeit und ist
zudem ein wunderbares Mittel zur Kräftigung der wichtigsten
Muskeln des Bewegungsapparates: der Bein- und Streckmuskeln. Auch hier kannst du ruhig selbst überlegen, welche Tätigkeiten sich noch in der Hocke bewältigen lassen.

7. **Mach's anstrengender,** und fang dabei leicht an. Nur eine kontinu-
ierliche Steigerung des Widerstandes bewirkt eine dauerhafte
positive Anpassung der Zellen und damit Fortschritte von langer Dauer.

8. **Mach's in korrekter Ausführung!** Denn bei allem gilt: *Safety first!*
Werden Tätigkeiten physiologisch nicht korrekt ausgeführt,
drohen unmittelbare Verletzungen und Langzeitschäden wie
Arthrose oder Sehnenentzündungen. Daher im Zweifelsfall erst
mal den Widerstand tiefer setzen und auf korrekte Ausführung
achten.

9. **Mach's mit stolzer Haltung,** dann ist der Rücken garantiert in einer korrekten Position: Brustbein immer leicht aufgerichtet
halten, Pobacken zusammenkneifen, den Bauch einziehen und
die Schultern nach hinten unten ziehen. Halte den Kopf stets in
Verlängerung der Wirbelsäule und ziehe das Kinn vor. Ein Doppelkinn ist die beste Gewähr für eine wirbelsäulenfreundliche
Ausführung.

10. **Mach's so ausladend wie möglich,** damit vermeidest du Einschrän-
kungen deiner Bewegungsmöglichkeiten. Diese stellen sich mit
dem Alter zunehmend ein, wenn man nicht darauf achtet, alle
Muskeln des Bewegungsapparates gleichmäßig und über ihren
ganzen Bewegungsbereich zu beanspruchen. Außerdem werden die meisten Tätigkeiten anstrengender, wenn sie über einen
möglichst großen Bewegungsradius ausgeführt werden.

Zunächst: Bestimmt vermisst du spezielle Übungen für die Brustmuskulatur. Zugegeben, diesen Bereich mussten wir etwas außen vor lassen. Das liegt nicht etwa an einer Negativhaltung gegenüber diesem Körperbereich, sondern schlichtweg daran, dass im Alltag wenig nach vorne gestoßen wird. Wer auch diese Zone gebührlich behandeln will, macht montags und freitags vor dem Schlafengehen Liegestütze auf der Bettkante – und zwar in drei Sets, jeweils bis zum Muskelversagen (vgl. Übung 32 – das Staubwischen lässt du natürlich weg).

Im Folgenden haben wir dir deinen Aufräum- und Trainingsplan zusammengestellt. Insgesamt stehen dir fünf Varianten zur Verfügung: eine für Faule und jeweils zwei für Semifaule und Fleißige, abhängig davon, ob es Kinder im Haushalt gibt oder nicht.

Organisiert sind die Trainingspläne wie ein Stundenplan für die Schule. Dabei haben wir auf zweierlei geachtet: Zum einen darauf, was wann sinnvollerweise in und ums Haus zu tun ist. Zum anderen darauf, dass sich das Training der einzelnen Muskelgruppen sinnvoll verteilt. Wie du ja aus dem Kapitel «Hopmop – Darum funktioniert's» weißt, wachsen die Muskeln in der Phase der Erholung und nicht während des Trainings. Jede Gruppe sollte daher mindestens einen Tag Pause erhalten. Eine Ausnahme bildet die Bauchmuskulatur. Sie kann auch mal zwei Tage hintereinander ausgepowert werden, da sie eine kürzere Regenerationszeit benötigt.

Uns ist klar, dass sich für die meisten Haushalte diese Pläne nicht eins zu eins umsetzen lassen. Sie sollen eine Orientierungshilfe sein, wie eine Woche mit Hopmop strukturiert werden kann. Unter Beachtung der 10 goldenen Regeln (Seite 174) und der eben angesprochenen Regenerationszeit der Muskeln, können die Tätigkeiten auch anders auf die Wochentage verteilt werden. Die in den Plänen aufgeführten Tätigkeiten bilden zudem eher das Minimum dessen, was geleistet werden sollte, um die beschriebene Wirkung zu erzielen. Insofern können die Pläne gerne um weitere Übungen ergänzt werden.

Anfangs verlangt so eine Hopmop-Woche vielleicht etwas Aufwand und Planerei, und das ist anstrengend. Dafür sind Dinge, die wir planvoll tun, wesentlich effizienter als spontane. Also nimm den anfänglichen Mehraufwand auf dich. Es wird sich lohnen!

Das Thema der Belastungssteigerung wird in den Plänen nicht aufgenommen. Was nicht bedeutet, dass es nicht wichtig ist. Um eine Steigerung deiner Fitness zu erreichen, musst du die Belastung der Muskeln stetig steigern. Das kannst du entweder über den Trainingsumfang, also die Zeit, während deren der Muskel unter Belastung steht, oder über die Trainingsintensität erreichen. In manchen Fällen kann die Steigerung auch durch ein häufigeres Ausführen der Tätigkeiten geschehen, dies allerdings nur unter Berücksichtigung der Regenerationszeit. Dieser letzten Variante sind also in den meisten Fällen Grenzen gesetzt, so dass wir uns besser auf die anderen beiden Möglichkeiten konzentrieren. Die Steigerung des Trainingsumfangs lässt sich gut bewerkstelligen: einfach die jeweilige Haushaltstätigkeit gründlicher, daher etwas länger, ausführen. Dabei können auch die Unterbrechungen zur kurzfristigen Erholung stetig verkürzt werden. So steigerst du das Durchhaltevermögen der einzelnen Muskeln. Die Trainingsintensität lässt sich ebenfalls bei den meisten Übungen gut steigern: Führe die Tätigkeit stets etwas intensiver aus, indem du beispielsweise tiefer in die Knie gehst oder dir die Einkaufstaschen schwerer belädst. Natürlich sind alle diese Steigerungsformen begrenzt. Also gehe sparsam mit der Intensivierung deines Programms um. Steigere nicht gleichzeitig den Umfang und die Intensität. So verschießt du deine Munition unnötig früh.

Auch die Fitness kann selbstverständlich nicht unbegrenzt gesteigert werden. Wenn sich also die stetige Verbesserung nach einigen Monaten verlangsamt oder einstellt, so ist dies normal und auch nicht weiter schlimm. Du bist zu diesem Zeitpunkt ja bereits auf einem wesentlich höheren Fitnesslevel angelangt. Und denke daran: Auch nur diesen zu erhalten, erfordert weiterhin viel Training!

Bevor du mit der Planung deines Wochenprogramms beginnst, möchten wir noch ein letztes Thema ansprechen: den Urlaub. Diesen hast du dir verdient – und zwar ohne Haushaltsarbeiten! Sei dir jedoch im Klaren darüber, dass Muskeln, die nicht gebührend benutzt werden, nach spätestens zwei Wochen beginnen, sich zurückzubilden. Machst du also keine Aktivferien mit viel Bewegung, wirst du nach dem Urlaub wieder auf tieferem Niveau in dein Hopmop-Programm einsteigen.

So, nun wünschen wir dir viel Spaß bei der Vorbereitung deiner eigenen Hopmop-Woche und erst recht beim Erledigen deiner Haushaltsarbeiten!

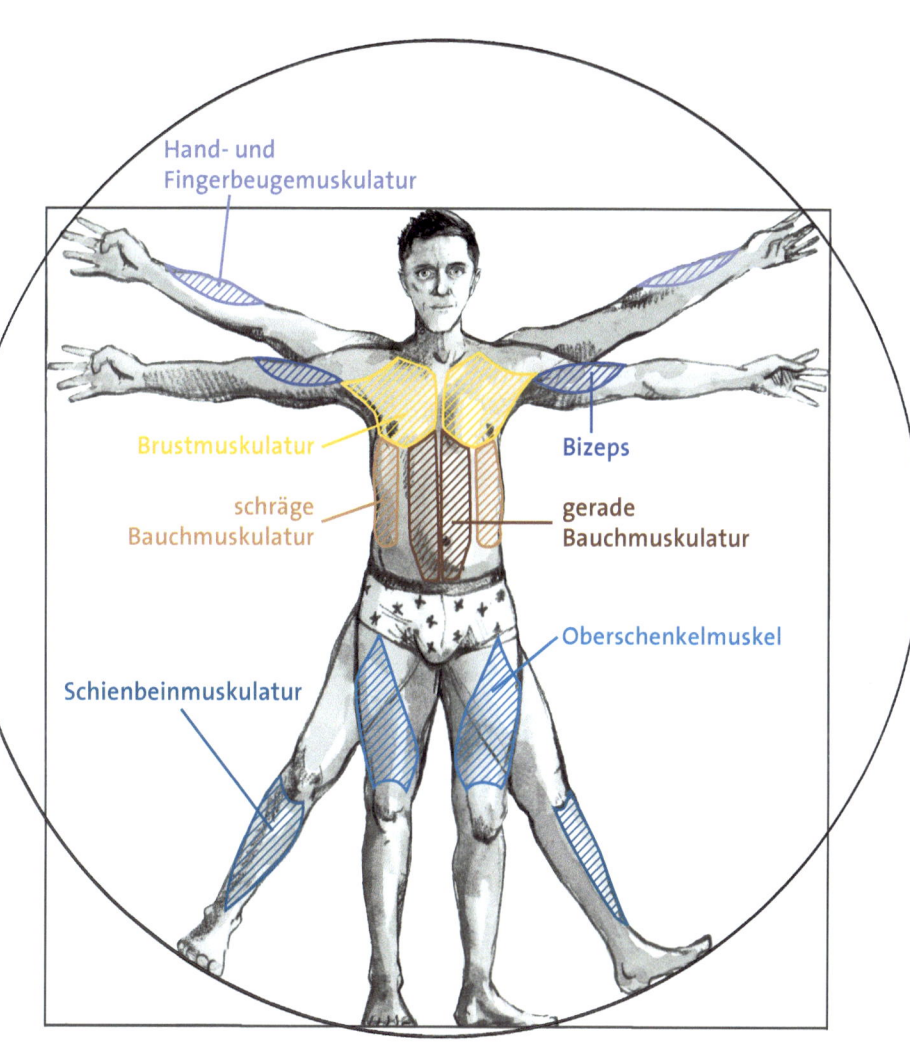

Hand- und
Fingerbeugemuskulatur

Brustmuskulatur

Bizeps

schräge
Bauchmuskulatur

gerade
Bauchmuskulatur

Oberschenkelmuskel

Schienbeinmuskulatur

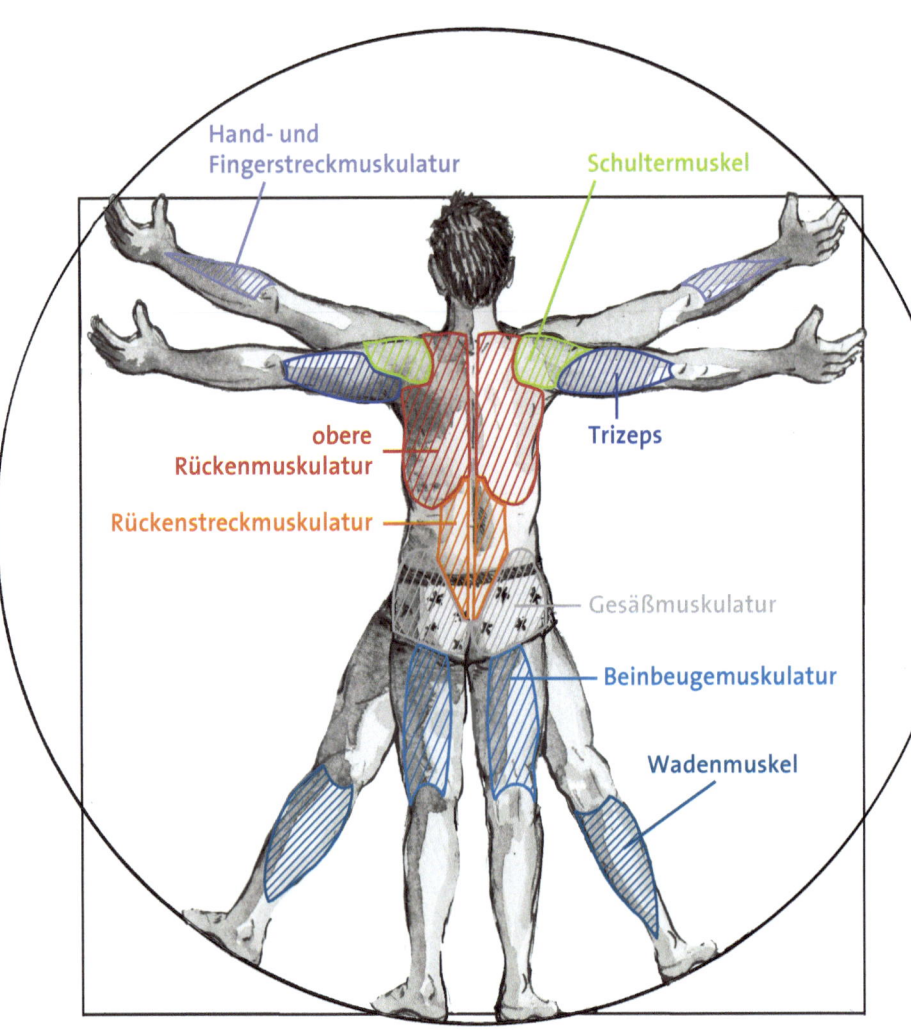

Hand- und
Fingerstreckmuskulatur

Schultermuskel

obere
Rückenmuskulatur

Trizeps

Rückenstreckmuskulatur

Gesäßmuskulatur

Beinbeugemuskulatur

Wadenmuskel

Zum Glück können sogar Putz- und Kochverweigerer Hopmop machen, denn gewisse Grundbedürfnisse hat jeder Mensch. Blumen oder anderes Grünzeug sollten dazu gehören, denn sie sind nicht nur gut fürs Gemüt, sondern auch für deinen Rücken, wie du unten sehen wirst.

Täglich:

Einmal Zähne putzen mit den Übungen 43 A bis C. Am besten morgens, denn dann bist du gut bei Kräften und kommst mit frischem Atem zur Arbeit.

Nach dem Frühstücken und Abendessen Tisch abwischen mit Übung 23 – das treibt den Puls hoch, regt Fuß- und Wadenmuskeln nebst Stoffwechsel an, und ein sauberer Tisch kann ja nicht schlecht sein, oder?

Dreimal pro Woche:

Bauchmuskelübungen im Sitzen: Übungen 4, 9 und 11.

Zweimal pro Woche:

Einkaufen, natürlich autofrei. Auf dem Heimweg mit den Einkaufstaschen die Übungen 12 A bis D für Schultern und Arme.

Treppen steigen mit den Übungen 38 A bis C für die Beine.
Einräumen in den Kühlschrank mit den Übungen 24 A und B, dann hat auch die Rumpfmuskulatur was zu tun.

Außerdem zweimal pro Woche Pflanzen gießen mit einer großen, vollen Gießkanne für die obere Rückenmuskulatur, Übung 27.

Fazit: Wer größere Anstrengungen scheut, darf natürlich nicht mit dem Riesenbonus rechnen. Die Plauze geht von diesem Programm leider nicht weg, aber immerhin hast du auf diese Weise ein solides Trainingsprogramm, mit dem du deinen gesamten Bewegungsapparat, den Kreislauf und den Stoffwechsel anregst.

TRAININGSPLAN FÜR FAULE

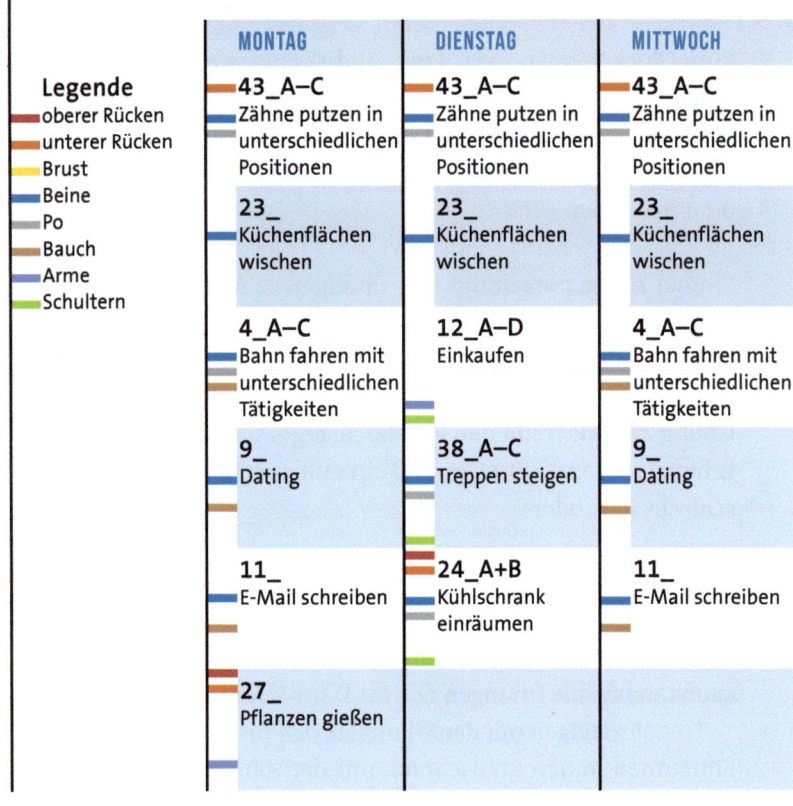

Legende
- oberer Rücken
- unterer Rücken
- Brust
- Beine
- Po
- Bauch
- Arme
- Schultern

MONTAG	DIENSTAG	MITTWOCH
43_A–C Zähne putzen in unterschiedlichen Positionen	**43_A–C** Zähne putzen in unterschiedlichen Positionen	**43_A–C** Zähne putzen in unterschiedlichen Positionen
23_ Küchenflächen wischen	**23_** Küchenflächen wischen	**23_** Küchenflächen wischen
4_A–C Bahn fahren mit unterschiedlichen Tätigkeiten	**12_A–D** Einkaufen	**4_A–C** Bahn fahren mit unterschiedlichen Tätigkeiten
9_ Dating	**38_A–C** Treppen steigen	**9_** Dating
11_ E-Mail schreiben	**24_A+B** Kühlschrank einräumen	**11_** E-Mail schreiben
27_ Pflanzen gießen		

DONNERSTAG	FREITAG	SAMSTAG	SONNTAG
43_A–C Zähne putzen in unterschiedlichen Positionen	**43_A–C** Zähne putzen in unterschiedlichen Positionen	**43_A–C** Zähne putzen in unterschiedlichen Positionen	**43_A–C** Zähne putzen in unterschiedlichen Positionen
23_ Küchenflächen wischen	**23_** Küchenflächen wischen	**23_** Küchenflächen wischen	**23_** Küchenflächen wischen
12_A–D Einkaufen	**4_A–C** Bahn fahren mit unterschiedlichen Tätigkeiten		**32_** Staub wischen
38_A–C Treppen steigen	**9_** Dating		
24_A+B Kühlschrank einräumen	**11_** E-Mail schreiben		
	27_ Pflanzen gießen		

TRAININGSPLAN FÜR SEMIFAULE_A, die ihr Frühstück und Abendessen selbst zubereiten, und für Eltern mit kleinen Kindern und einer Reinigungskraft

Täglich:

Einmal Zähne putzen mit den Übungen 43 A bis C.

Küchenarbeit wie Gemüse schälen, Tisch decken und wieder abwischen, Spülmaschine ein- und ausräumen mit den Übungen 19 (Beine, Po und seitliche Bauchmuskeln), 31 (Beine, Po und Schultern) und 23 (Bein-, Fuß- und Wadenmuskeln, regt den Stoffwechsel an). Und zwar genau in dieser Reihenfolge und alle während derselben Mahlzeit, dann hast du den größten Effekt.

Montag bis Freitag, der Weg zur Kita und zurück:

Weg zum Bus mit dem Kinderwagen: Übungen 21 A und B. Das fördert die langanhaltende Widerstandsfähigkeit in den Beinmuskeln, treibt den Puls hoch und damit den Stoffwechsel an.

Fahrt in den öffentlichen Verkehrsmitteln: Übungen 4 A bis C und 35. Trainiert Brust, Trizeps und Bauch, Beine, Po.

Dreimal pro Woche:

Einkaufen, und zwar mehr als nur Milch, Kaffee, Brot, Butter, Marmelade und Conveniencefood. Auf dem Heimweg Übungen mit den Einkaufstaschen 12 A bis D (Schultern und Arme) oder mit dem Einkaufstrolley die Übung 13.

Treppen steigen unter Anwendung der Übungen 38 A bis C (Beine).

Einräumen in den Kühlschrank mit den Übungen 24 A und B (Beine und Rumpf).

Ideale Tage für das Einkaufstraining sind Montag, Mittwoch sowie Freitag oder Samstag. Werden diese Übungen anstrengend praktiziert (prall gefüllte Einkaufstaschen), dann kannst du an diesen Tagen auf die Übungen im Bus und der Tram verzichten. Die Übungen mit dem Kinderwagen machst du aber trotzdem, da diese so schön den Kreislauf anregen.

Einmal pro Woche:

Pflanzen gießen mit einer großen, vollen Gießkanne. Das trainiert den oberen Rücken. Übung 27.

Wochenende:

Am Samstag und Sonntag tollst du jeweils eine halbe Stunde mit den Kindern herum und machst dabei die Übungen 34 A bis G. Am besten an einem Tag 34 A, B und F, am anderen Tag 34 C, D, E und G. Somit werden die gleichen Muskelpartien nicht zweimal unmittelbar hintereinander trainiert, das heißt, sie haben genügend Zeit für die Regeneration und können ordentlich wachsen.

Fakultativ einmal pro Woche oder für Leute ohne Kinder:

Übungen 41 oder 17, 40 A bis C, 7 A und B, sowie 5 A und B und 6.

Einmal pro Monat:

Übungen 33 A bis D. Im Frühling außerdem die Übung 37. Achtung: Diese zusätzlichen Übungen idealerweise nicht an den Tagen praktizieren, an welchen mit den Kindern getobt wird.

TRAININGSPLAN FÜR SEMIFAULE_A

	MONTAG	DIENSTAG	MITTWOCH
LEGENDE oberer Rücken unterer Rücken Brust Beine Po Bauch Arme Schultern 1x/Monat alternierend	**43_A–C** Zähne putzen in unterschiedlichen Positionen	**43_A–C** Zähne putzen in unterschiedlichen Positionen	**43_A–C** Zähne putzen in unterschiedlichen Positionen
	19_ Kartoffeln schälen	**19_** Kartoffeln schälen	**19_** Kartoffeln schälen
	31_ Spülmaschine ausräumen	**31_** Spülmaschine ausräumen	**31_** Spülmaschine ausräumen
	23_ Küchenflächen wischen	**23_** Küchenflächen wischen	**23_** Küchenflächen wischen
	21_A+B Kinderwagen schieben	**21_A+B** Kinderwagen schieben	**21_A+B** Kinderwagen schieben
	4_A–C Bahn fahren mit unterschiedlichen Tätigkeiten	**4_A–C** Bahn fahren mit unterschiedlichen Tätigkeiten	**4_A–C** Bahn fahren mit unterschiedlichen Tätigkeiten
	35_ Tram fahren mit Kind	**35_** Tram fahren mit Kind	**35_** Tram fahren mit Kind
	12_A–D Einkaufen		**12_A–D** Einkaufen
	38_A–C Treppen steigen		**38_A–C** Treppen steigen
	24_A+B Kühlschrank einräumen		**24_A+B** Kühlschrank einräumen

DONNERSTAG	FREITAG	SAMSTAG	SONNTAG
43_A–C Zähne putzen in unterschiedlichen Positionen	**43_A–C** Zähne putzen in unterschiedlichen Positionen	**43_A–C** Zähne putzen in unterschiedlichen Positionen	**43_A–C** Zähne putzen in unterschiedlichen Positionen
19_ Kartoffeln schälen	**19_** Kartoffeln schälen	**19_** Kartoffeln schälen	**19_** Kartoffeln schälen
31_ Spülmaschine ausräumen	**31_** Spülmaschine ausräumen	**31_** Spülmaschine ausräumen	**31_** Spülmaschine ausräumen
23_ Küchenflächen wischen	**23_** Küchenflächen wischen	**23_** Küchenflächen wischen	**23_** Küchenflächen wischen
21_A+B Kinderwagen schieben	**21_A+B** Kinderwagen schieben	**34_A, B, F** Toben mit Kindern	**34_C, D, E, G** Toben mit Kindern
4_A–C Bahn fahren mit unterschiedlichen Tätigkeiten	**4_A–C** Bahn fahren mit unterschiedlichen Tätigkeiten	**41_** Waschmaschine ausräumen	**33_A–D** Teppich aufrollen, runtertragen und ausklopfen
35_ Tram fahren mit Kind	**35_** Tram fahren mit Kind	**17_** Handwäsche	
27_ Pflanzen gießen	**12_A–D** Einkaufen	**40_A–C** Wäsche aufhängen	
	38_A–C Treppen steigen	**7_A+B** Bügeln	
	24_A+B Kühlschrank einräumen	**5_A+B** Bett beziehen	
		6_ Betten ausschütteln	

TRAININGSPLAN FÜR SEMIFAULE_B, die keine Kinder haben und einmal pro Woche eine Reinigungskraft

Täglich:

Einmal Zähne putzen mit den Übungen 43 A bis C.

Küchenarbeit wie Gemüse schälen, Tisch decken und wieder abwischen, Spülmaschine ein- und ausräumen mit den Übungen 19 (Beine, Po und unterer Rücken), 31 (Beine, Po und Schultern) und 23 (Bein-, Fuß- und Wadenmuskeln, regt den Stoffwechsel an). Und zwar genau in dieser Reihenfolge und alle während derselben Mahlzeit, dann hast du den größten Effekt.

Bettdecken aufschütteln mit Übung 6 (Beine, Rumpf und Schultern), ergänzt sich gut mit dem Zähneputzen und dem Tischwischen, danach ist körperliche Wachsamkeit / Frische garantiert.

Weg zur Arbeit, in der Bahn: Übungen 4 A bis C für Bauch, Beine, Po.

Dreimal pro Woche:

Einkaufen. Auf dem Heimweg alle Übungen mit Einkaufstaschen 12 A bis D für Schultern und Arme.

Mit den Taschen dann beim Treppensteigen Übungen 38 A bis C (Beine).

Einkauf in den Kühlschrank räumen mit Übungen 24 A und B (Beine und Rumpf):

Ideale Tage dafür sind Montag, Mittwoch sowie Freitag oder Samstag. Werden diese Übungen anstrengend praktiziert (d. h. Einkaufstaschen sind genügend voll), können an diesen Tagen die Übungen in den öffentlichen Verkehrsmitteln wegfallen.

Mindestens einmal pro Woche:

Idealerweise Wäsche waschen, Übungen 41 oder 17, 40 A bis C und dann 7 A und B.

Pflanzen gießen mit einer großen, vollen Gießkanne. Das trainiert den oberen Rücken. Übung 27.

Übungen 33 A bis D sowie 25 A und B und 5 A und B. Zudem im Frühling (oder öfter) die Übungen 37 trainieren.

Die Programme für Semifaule stimulieren die Eiweißsynthese von allen Muskeln des Bewegungsapparates, das Herz-Kreis-lauf-System und den Stoffwechsel. Außerdem kannst du mit einem Zuwachs der aktiven Körpermasse, sprich: der Muskeln rechnen. Demgegenüber lässt sich damit auch die träge Körpermasse, also das Fettgewebe reduzieren.

Wer aber die Pfunde wirklich purzeln lassen will, sollte auch eine Diät einlegen. Für diesen Zweck ist nämlich die Ernährung entscheidender als das Training. Aber Achtung: Während der Diät muss ganz besonders auf ausreichendes Krafttraining geachtet werden, damit nicht Muskelmasse abgebaut wird. Denn wer bei einer Diät auch noch Muskeln verliert, dem droht der Jo-Jo-Effekt. Den höchsten Energieumsatz haben nämlich die Muskeln, und wenn die als Verbraucher weg sind, werden nicht genutzte Ressourcen wieder in Fettdepots angelegt.

Für die langfristige Gewichtskontrolle hilft jedoch die dazu-gewonnene Muskelmasse sehr: Mit mehr Muskeln wird, bei gleicher Kalorienzufuhr, kein Fett mehr angesetzt. Alles wird von der aktiven Masse verbrannt. Das ist das Schöne am Training, du darfst dasselbe essen und machst trotzdem eine bessere Figur.

TRAININGSPLAN FÜR SEMIFAULE_B

MONTAG	DIENSTAG	MITTWOCH
43_A–C Zähne putzen in unterschiedlichen Positionen	**43_A–C** Zähne putzen in unterschiedlichen Positionen	**43_A–C** Zähne putzen in unterschiedlichen Positionen
19_ Kartoffeln schälen	**19_** Kartoffeln schälen	**19_** Kartoffeln schälen
31_ Spülmaschine ausräumen	**31_** Spülmaschine ausräumen	**31_** Spülmaschine ausräumen
23_ Küchenflächen wischen	**23_** Küchenflächen wischen	**23_** Küchenflächen wischen
6_ Betten aus-schütteln	**6_** Betten aus-schütteln	**6_** Betten aus-schütteln
4_A–C Bahn fahren mit unterschiedlichen Tätigkeiten	**4_A–C** Bahn fahren mit unterschiedlichen Tätigkeiten	**4_A–C** Bahn fahren mit unterschiedlichen Tätigkeiten
12_A–D Einkaufen		**12_A–D** Einkaufen
38_A–C Treppensteigen		**38_A–C** Treppen steigen
24_A+B Kühlschrank einräumen		**24_A+B** Kühlschrank einräumen

LEGENDE
- oberer Rücken
- unterer Rücken
- Brust
- Beine
- Po
- Bauch
- Arme
- Schultern

1x/Monat alternierend

DONNERSTAG	FREITAG	SAMSTAG	SONNTAG
43_A–C Zähne putzen in unterschiedlichen Positionen	**43_A–C** Zähne putzen in unterschiedlichen Positionen	**43_A–C** Zähne putzen in unterschiedlichen Positionen	**43_A–C** Zähne putzen in unterschiedlichen Positionen
19_ Kartoffeln schälen	**19_** Kartoffeln schälen	**19_** Kartoffeln schälen	**19_** Kartoffeln schälen
31_ Spülmaschine ausräumen	**31_** Spülmaschine ausräumen	**31_** Spülmaschine ausräumen	**31_** Spülmaschine ausräumen
23_ Küchenflächen wischen	**23_** Küchenflächen wischen	**23_** Küchenflächen wischen	**23_** Küchenflächen wischen
6_ Betten aus-schütteln	**6_** Betten aus-schütteln	**6_** Betten aus-schütteln	**6_** Betten aus-schütteln
4_A–C Bahn fahren mit unterschiedlichen Tätigkeiten	**4_A–C** Bahn fahren mit unterschiedlichen Tätigkeiten	**41_** Waschmaschine ausräumen	**25_A+B** Matratzen wenden
27_ Pflanzen gießen	**12_A–D** Einkaufen	**17_** Handwäsche	**5_A+B** Bett beziehen
	38_A–C Treppensteigen	**40_A–C** Wäsche auf-hängen	**33_A–D** Teppich aufrollen, runtertragen und ausklopfen
	24_A+B Kühlschrank einräumen	**7_A+B** Bügeln	

Beim Komplettprogramm werden möglichst alle Tätigkeiten im Haushalt regelmäßig sauber ausgeführt. Das heißt, du verzichtest konsequent auf eine Putzkraft. Wir geben hier Tipps für eine Wochenaufteilung der Tätigkeitsbereiche. Diese kannst du natürlich auch umstellen. Achte nur darauf, dass du die Übungsblöcke wie beschrieben an unterschiedlichen Tagen absolvierst.

TRAININGSPLAN FÜR FLEISSIGE_A für Haushalte mit Kindern

Täglich:

Zweimal Zähne putzen mit Übungen 43 A bis C.

Mindestens einmal am Tag Küchenarbeiten wie Gemüse schälen, Spülmaschine ein- und ausräumen, Tisch abwischen mit den Übungen 19 (Beine, Po und unterer Rücken), 31 (Beine, Po und Schultern) und 23 (stärkt langanhaltend die Widerstandsfähigkeit der Bein-, Fuß- und Wadenmuskeln und regt den Stoffwechsel an). Die Übungen in dieser Reihenfolge und während derselben Zeiteinheit (also alle morgens oder alle abends) ausführen. Jede dieser Übungen sollte bis zum Muskelversagen praktiziert werden. Außer Übung 23: Sie kann mehrmals täglich gemacht werden, nach dem Motto «Mehr bringt mehr». Wenn die Küchenübungen nur einmal am Tag ausgeführt werden, eignet sich das Abendessen besser dafür.

Montag bis Freitag:

Kinder in die Kita bringen und holen, am besten mit den Öffentlichen oder mit dem Fahrrad. Weg zur Bahn mit dem Kinderwagen: Übungen 21 A und B (langanhaltende Widerstandsfähigkeit der Beinmuskeln, regt den Stoffwechsel an). In der Bahn: auf einem Weg die Übungen 4 A bis C und 35 (Brust, Trizeps und Bauch, Beine, Po).

Dreimal pro Woche:

Einkaufen. Auf dem Heimweg alle Übungen mit Einkaufs-taschen 12 A bis D (viel Schultern und Arme); beim Treppen-steigen: Übungen 38 A bis C (viel Beine). Einkauf in den Kühl-schrank räumen: Übungen 24 A und B (nochmals Beine, jetzt mit dem Rumpf).

Ideale Tage dafür sind Montag, Mittwoch sowie Freitag oder Samstag. Werden diese Übungen anstrengend praktiziert (prall gefüllte Einkaufstaschen), dann kannst du an diesen Tagen auf die Übungen in der Bahn verzichte. Die Übungen mit dem Kin-derwagen behältst du aber bei, da sie den Kreislauf anregen.

Mehrmals die Woche:

Putz-, Saug- und Waschtage sollten auf die Tage gelegt werden, an welchen nicht eingekauft wird. Je nachdem, was gewaschen oder gebügelt, welche Zimmer gesaugt oder gewischt werden müssen, werden die dazu passenden Übungen praktiziert.

Es müssen jeweils nicht alle Übungen gemacht werden, wel-che sich mit den Tätigkeiten ausführen lassen. Triff für das Put-zen und Saugen einfach eine schöne Auswahl aus den Übun-gen 30, 29, 15, 42 A und B, 32, 20 A und B, 14 A bis C, 16, 36, 37, 39 A oder B, 2, 3, 22, 10, 26. Waschtage versüßt du dir mit den Übungen 41 oder 17, 40 A bis C und dann 7 A und B.

Am Wochenende:

Jeweils eine halbe Stunde mit den Kindern rumtollen mit den Übungen 34 A bis G. Am besten an einem Tag 34 A, B, F, am ande-ren Tag 34 C, D, E, G. Somit trainierst du die gleichen Muskelpar-tien nicht zweimal unmittelbar hintereinander und lässt ihnen Zeit für eine gute Regeneration und damit zum Wachsen.

Achtung: an diesen Tagen kein Übungsprogramm zum Put-zen, Saugen und Waschen – oder du lässt das Rumtollen mit den Kindern nicht intensiv ausfallen.

TRAININGSPLAN FÜR FLEISSIGE_A

	MONTAG	DIENSTAG	MITTWOCH
LEGENDE	**43_A–C**	**43_A–C**	**43_A–C**
oberer Rücken	Zähne putzen in	Zähne putzen in	Zähne putzen in
unterer Rücken	unterschiedlichen	unterschiedlichen	unterschiedlichen
Brust	Positionen	Positionen	Positionen
Beine	**19_**	**19_**	**19_**
Po	Kartoffeln	Kartoffeln	Kartoffeln
Bauch	schälen	schälen	schälen
Arme			
Schultern	**31_**	**31_**	**31_**
	Spülmaschine	Spülmaschine	Spülmaschine
1x/Monat	ausräumen	ausräumen	ausräumen
alternierend			
	23_	**23_**	**23_**
	Küchenflächen	Küchenflächen	Küchenflächen
	wischen	wischen	wischen
	21_A+B	**21_A+B**	**21_A+B**
	Kinderwagen	Kinderwagen	Kinderwagen
	schieben	schieben	schieben
	4_A–C	**4_A–C**	**4_A–C**
	Bahn fahren mit	Bahn fahren mit	Bahn fahren mit
	unterschiedlichen	unterschiedlichen	unterschiedlichen
	Tätigkeiten	Tätigkeiten	Tätigkeiten
	35_	**35_**	**35_**
	Tram fahren mit	Tram fahren mit	Tram fahren mit
	Kind	Kind	Kind
	12_A–D	**15_**	**12_A–D**
	Einkaufen	Fußboden saugen	Einkaufen
	38_A–C	**16_**	**38_A–C**
	Treppen steigen	Fußboden	Treppen steigen
		wischen	
	24_A+B	**20_A+B**	**24_A+B**
	Kühlschrank	Kehren	Kühlschrank
	einräumen		einräumen

DONNERSTAG	FREITAG	SAMSTAG	SONNTAG
43_A–C Zähne putzen in unterschiedlichen Positionen	43_A–C Zähne putzen in unterschiedlichen Positionen	43_A–C Zähne putzen in unterschiedlichen Positionen	43_A–C Zähne putzen in unterschiedlichen Positionen
19_ Kartoffeln schälen	19_ Kartoffeln schälen	19_ Kartoffeln schälen	19_ Kartoffeln schälen
31_ Spülmaschine ausräumen	31_ Spülmaschine ausräumen	31_ Spülmaschine ausräumen	31_ Spülmaschine ausräumen
23_ Küchenflächen wischen	23_ Küchenflächen wischen	23_ Küchenflächen wischen	23_ Küchenflächen wischen
21_A+B Kinderwagen schieben	21_A+B Kinderwagen schieben	34_A, B, F Toben mit Kindern	34_C, D, E, G Toben mit Kindern
4_A–C Bahn fahren mit unterschiedlichen Tätigkeiten	4_A–C Bahn fahren mit unterschiedlichen Tätigkeiten	20_A+B Kehren	36_ Treppengeländer polieren
35_ Tram fahren mit Kind	35_ Tram fahren mit Kind	41_ Waschmaschine ausräumen	39_A+B Türen wischen
27_ Pflanzen gießen	12_A–D Einkaufen	17_ Handwäsche	14_A–C Fenster putzen
42_A+B Wohnzimmertisch wischen	38_A–C Treppen steigen	40_A–C Wäsche aufhängen	33_A–D Teppich aufrollen, runtertragen und ausklopfen
32_ Staub wischen	24_A+B Kühlschrank einräumen	7_A+B Bügeln	

TRAININGSPLAN FÜR FLEISSIGE_A (Fortsetzung)

	MONTAG	DIENSTAG	MITTWOCH
LEGENDE oberer Rücken unterer Rücken Brust Beine Po Bauch Arme Schultern		**2_** Badewanne wischen	**26_** Müllbeutel auf- pusten
		3_ Badezimmer- wände putzen	
		22_ Klo putzen	
		10_ Duschwanne putzen	

Einmal pro Woche:

Betten frisch beziehen, Decken ausschütteln und Matratzen wenden (erscheint etwas viel, bringt jedoch viel: Schlafkomfort und Muckis) mit Übungen 6, 5 A und B und 25 A oder B.

Pflanzen gießen mit einer großen, vollen Gießkanne (oberer Rücken), Übung 27.

Fakultativ:

Auf weitere Übungen kann bei diesem Programm mit Kindern eigentlich verzichtet werden. Wer aber noch nicht genug hat, kann einmal im Monat noch die Übungen 33 A bis D durchführen sowie im Frühling die Übung 37. Achtung: Diese zusätzlichen Übungen idealerweise nicht an den Tagen praktizieren, an welchen mit den Kindern getobt wird.

DONNERSTAG	FREITAG	SAMSTAG	SONNTAG
20_A+B Kehren		**5_A+B** Bett beziehen	
6_ Betten aus- schütteln		**25_A+B** Matratzen wenden	

Täglich:

Zweimal Zähne putzen mit Übungen 43 A bis C.

Mindestens einmal am Tag Küchenarbeiten wie Gemüse schälen, Spülmaschine ein- und ausräumen, Tisch abwischen mit den Übungen 19 (Beine, Po und seitliche Bauchmuskeln), 31 (Beine, Po und Schultern) und 23 (stärkt langanhaltend die Widerstandsfähigkeit der Bein-, Fuß- und Wadenmuskeln und regt den Stoffwechsel an). Die Übungen in dieser Reihenfolge und während derselben Zeiteinheit (also alle morgens oder alle abends) ausführen. Jede dieser Übungen sollte bis zum Muskelversagen praktiziert werden. Außer Übung 23: Sie kann mehrmals täglich gemacht werden, nach dem Motto «Mehr bringt mehr». Wenn die Küchenübungen nur einmal am Tag ausgeführt werden, eignet sich das Abendessen besser dafür.

Montag bis Freitag:

Den Weg zur Arbeit am besten mit der Bahn oder mit dem Fahrrad zurücklegen. Dabei in der Bahn auf einem Weg die Übungen 4 A bis C praktizieren (Bauch, Beine, Po). Mit dem Fahrrad möglichst viele rote Ampeln mitnehmen, im Sinne von: wirklich stehen bleiben. Dies ist zwar normalerweise ärgerlich, in unserem Fall bringt jedoch jede Rotphase die Möglichkeit für ein anstrengendes und effizientes Intervalltraining: Pause bei Rot, den Puls beruhigen. Dann Vollgas bis zur nächsten Kreuzung und dabei den Puls richtig hochscheuchen. Diese Art von Ausdauertraining bringt eine enorme Aktivierung des Stoffwechsels: Der Fettstoffwechsel wird angeregt, der Herzmuskel wird stimuliert, und die Kondition wird verbessert. Und das Beste dabei: Das Training muss nicht mal sehr lang sein, um Wirkung zu zeigen. Schon ein 20-minütiger Fahrradritt bringt einen Mehrwert.

Dreimal pro Woche:

Einkaufen. Auf dem Heimweg alle Übungen mit Einkaufs-

taschen 12 A bis D (viel Schultern und Arme); beim Treppen-
steigen: Übungen 38 A bis C (viel Beine). Einkauf in den Kühlschrank räumen: Übungen 24 A und B (nochmals Beine, jetzt
mit dem Rumpf).

Ideale Tage dafür sind Montag, Mittwoch sowie Freitag oder
Samstag. Werden diese Übungen anstrengend praktiziert (prall
gefüllte Einkaufstaschen), dann kannst du an diesen Tagen die
Übungen in der Bahn weglassen.

Mehrmals die Woche:

Putz-, Saug- und Waschtage. Diese sollten auf die Tage gelegt
werden, an welchen nicht eingekauft wird. Je nachdem, was gewaschen oder gebügelt, welche Zimmer gesaugt oder gewischt
werden müssen, werden die dazu passenden Übungen praktiziert.

Es müssen jeweils nicht alle Übungen gemacht werden, welche sich mit den Tätigkeiten ausführen lassen. Triff für das Putzen und Saugen einfach eine schöne Auswahl aus den Übungen 30, 29, 15, 42 A und B, 32, 20 A und B, 14 A bis C, 16, 36, 37,
39 A oder B, 2, 3, 22, 10, 26. Waschtage versüßt du dir mit den
Übungen 41 oder 17, 40 A bis C und dann 7 A und B.

Am Wochenende:

Bauchmuskelübungen im Sitzen: Übungen 4, 9 und 11.

Einmal pro Woche:

Betten frisch beziehen, Decken ausschütteln und Matratzen
wenden (erscheint etwas viel, bringt jedoch viel: Schlafkomfort
und Muckis) mit Übungen 6, 5 A und B und 25 A oder B.

Pflanzen gießen mit einer großen, vollen Gießkanne (oberer
Rücken), Übung 27.

Fakultativ:

Wer möchte, macht einmal im Monat noch die Übungen 33 A bis
D sowie im Frühling die Übung 37.

TRAININGSPLAN FÜR FLEISSIGE_B

LEGENDE
- oberer Rücken
- unterer Rücken
- Brust
- Beine
- Po
- Bauch
- Arme
- Schultern

1x/Monat alternierend

MONTAG	DIENSTAG	MITTWOCH
43_A–C Zähne putzen in unterschiedlichen Positionen	**43_A–C** Zähne putzen in unterschiedlichen Positionen	**43_A–C** Zähne putzen in unterschiedlichen Positionen
19_ Kartoffeln schälen	**19_** Kartoffeln schälen	**19_** Kartoffeln schälen
31_ Spülmaschine ausräumen	**31_** Spülmaschine ausräumen	**31_** Spülmaschine ausräumen
23_ Küchenflächen wischen	**23_** Küchenflächen wischen	**23_** Küchenflächen wischen
4_A–C Bahn fahren mit unterschiedlichen Tätigkeiten	**4_A–C** Bahn fahren mit unterschiedlichen Tätigkeiten	**4_A–C** Bahn fahren mit unterschiedlichen Tätigkeiten
12_A–D Einkaufen	**15_** Fußboden saugen	**12_A–D** Einkaufen
38_A–C Treppen steigen	**16_** Fußboden wischen	**38_A–C** Treppen steigen
24_A+B Kühlschrank einräumen	**20_A+B** Kehren	**24_A+B** Kühlschrank einräumen
	2_ Badewanne wischen	**26_** Müllbeutel aufpusten
	3_ Badezimmerwände putzen	**27_** Pflanzen gießen

DONNERSTAG	FREITAG	SAMSTAG	SONNTAG
43_A–C Zähne putzen in unterschiedlichen Positionen	43_A–C Zähne putzen in unterschiedlichen Positionen	43_A–C Zähne putzen in unterschiedlichen Positionen	43_A–C Zähne putzen in unterschiedlichen Positionen
19_ Kartoffeln schälen	19_ Kartoffeln schälen	19_ Kartoffeln schälen	19_ Kartoffeln schälen
31_ Spülmaschine ausräumen	31_ Spülmaschine ausräumen	31_ Spülmaschine ausräumen	31_ Spülmaschine ausräumen
23_ Küchenflächen wischen	23_ Küchenflächen wischen	23_ Küchenflächen wischen	23_ Küchenflächen wischen
4_A–C Bahn fahren mit unterschiedlichen Tätigkeiten	4_A–C Bahn fahren mit unterschiedlichen Tätigkeiten	4_A–C Bahn fahren mit unterschiedlichen Tätigkeiten	4_A–C Bahn fahren mit unterschiedlichen Tätigkeiten
42_A+B Wohnzimmer-tisch abwischen	12_A–D Einkaufen	9_ Dating	9_ Dating
32_ Staub wischen	38_A–C Treppen steigen	11_ E-Mail schreiben	11_ E-Mail schreiben
20_A+B Kehren	24_A+B Kühlschrank einräumen	41_ Waschmaschine ausräumen	33_A–D Teppich aufrollen, runtertragen und ausklopfen
6_ Betten aus-schütteln		17_ Handwäsche	39_A+B Türen wischen
		40_A–C Wäsche auf-hängen	36_ Treppengeländer polieren

TRAININGSPLAN FÜR FLEISSIGE_B (Fortsetzung)

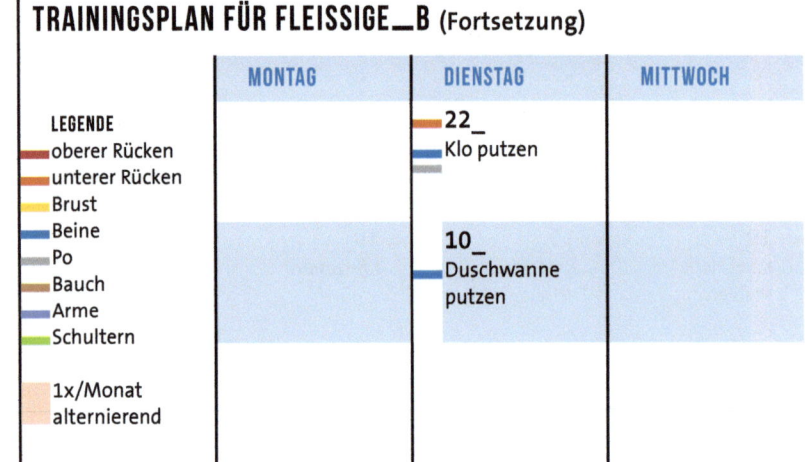

	MONTAG	DIENSTAG	MITTWOCH
LEGENDE oberer Rücken unterer Rücken Brust Beine Po Bauch Arme Schultern 1x/Monat alternierend		**22_** Klo putzen **10_** Duschwanne putzen	

Fazit: Mit den Komplettprogrammen werden die Eiweißsynthese von allen Muskeln des Bewegungsapparates und die Aktivitäten des Herz-Kreislauf-Systems und des Stoffwechsels stimuliert. Deine Kondition verbessert sich spürbar, und du kannst über einen langen Zeitraum mit einem Zuwachs der aktiven Körpermasse, also deiner Muskeln rechnen.

Dieser Muskelzuwachs geschieht deutlich rascher als mit dem Programm für Semifaule. Weil ja Muskeln mehr Energie verbrennen und dieses Training für mehr Muskelaufbau sorgt, lässt sich mit dem Komplettprogramm die träge Körpermasse (Fett) schneller reduzieren, und dein Hüftgold schwindet allmählich.

Für die Fettreduktion ist aber auch bei diesem Programm die Ernährung entscheidender als das Training. Also leg ruhig mal eine Diät ein. Dabei solltest du ganz besonders auf ausreichendes Krafttraining achten.

Um langfristig dein Gewicht zu halten, hilft die dazugewonnene Muskelmasse sehr: Wer mehr Muskeln hat, setzt bei glei-

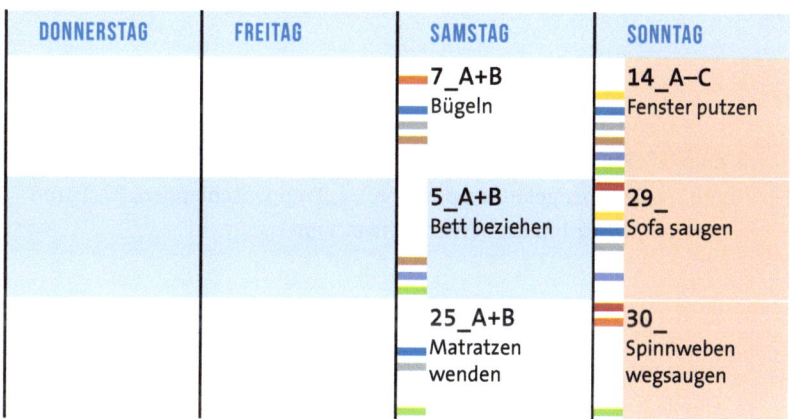

DONNERSTAG	FREITAG	SAMSTAG	SONNTAG
		7_A+B Bügeln	14_A–C Fenster putzen
		5_A+B Bett beziehen	29_ Sofa saugen
		25_A+B Matratzen wenden	30_ Spinnweben wegsaugen

cher Kalorienzufuhr kein Fett mehr an. Alles wird von der aktiven Masse verbrannt. Und das heißt: Du kannst das ausladende Menü zu Weihnachten und bei Geburtstagen ruhig auskosten – mit diesem Training hält deine Figur auch gelegentliche kulinarische Rundumangriffe aus.

INDEX DER TRAINIERTEN MUSKELN

3_Badezimmerwände putzen, 4_Bahn fahren B, 6_Betten ausschütteln, 7_Bügeln A, 13_Einkaufstrolley die Treppe hochziehen, 14_Fens-
ter putzen A und B, 15_Fußboden saugen, 16_Fußboden wischen,
18_Hinsetzen und aufstehen, 19_Kartoffeln schälen, 20_Kehren A und
B, 22_Klo putzen, 24_Kühlschrank einräumen, 25_Matratze wenden,
29_Sofa saugen, 31_Spülmaschine ausräumen, 34_Toben mit Kindern
B, E, F und G, 36_Treppengeländer polieren, 37_Treppenschleppen,
38_Treppen steigen A, B und C, 39_Türen wischen A und B, 40_Wäsche
aufhängen A, B und C, 42_Wohnzimmertisch abwischen, 43_Zähne
putzen C und D

Bauch

3_Badezimmerwände putzen, 4_Bahn fahren A und B, 5_Bett beziehen, 7_Bügeln B, 9_Dating, 11_E-Mail schreiben, 14_Fenster putzen A
und B, 32_Staub wischen, 33_Teppich aufrollen A, 34_Toben mit Kindern E, 41_Waschmaschine ausräumen

Arme

Werden bei den meisten Übungen mittrainiert, da für die Tätigkeiten
die Arme ebenfalls im Einsatz sind. Hier ausgewiesen sind die Übungen mit Fokus auf den Armen:
2_Badewanne wischen, 5_Bett beziehen A, 12_Einkaufen B und C,
13_Einkaufstrolley die Treppe hochziehen, 14_Fenster putzen B,
17_Handwäsche, 27_Pflanzen gießen, 29_Sofa saugen, 32_Staub wischen, 33_Teppich runtertragen, 34_Toben mit Kindern A und C,
35_Tram fahren mit Kind, 39_Türen wischen, 40_Wäsche aufhängen B

Schultern

5_Bett beziehen B, 6_Betten ausschütteln, 12_Einkaufen A, B und D,
14_Fenster putzen A und C, 24_Kühlschrank einräumen, 25_Matratze
wenden, 34_Toben mit Kindern B, D und F, 30_Spinnweben wegsau-
gen, 31_Spülmaschine ausräumen, 33_Teppich aufrollen und runtertragen, 35_Tram fahren mit Kind, 38_Treppen steigen A

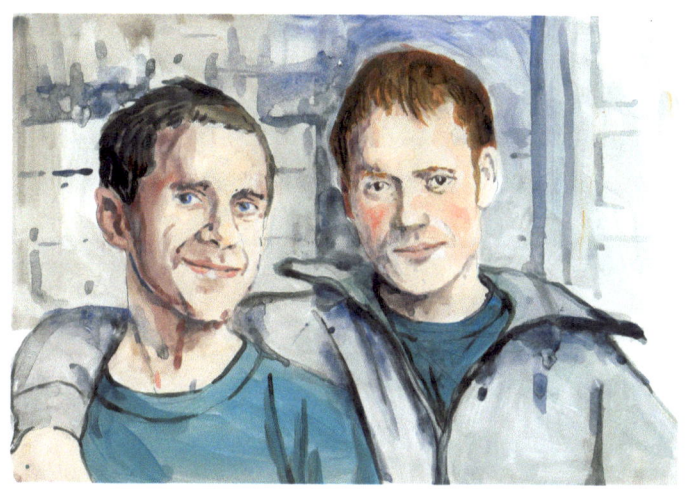

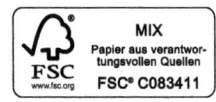